Du même auteur, dans la même collection

Les Évanescents, 2021
Les Routes, 2023 (Prix Alain Spiess du deuxième roman 2023)

Pour les lecteurs peu familiers de la langue anglaise, les passages en anglais non traduits directement dans le texte le sont en fin d'ouvrage.

Couverture © Stéphanie Brepson

www.lerouergue.com

Damien Ribeiro

br

électrosensibles

la brune au rouergue

À Elisabeth mon amour,
Chacune d'elles te doit quelque chose.
Si elles refusent de composer,
Si elles ne sont pas là où il faudrait,
Si elles n'ont pas honte de leur colère,
Si elles sont du côté du vivant plutôt que du confort,
C'est grâce à toi.

Me vient ce sentiment, vague et obscur, lorsque je réfléchis à l'adolescence prolongée de l'espèce : les rites de la naissance, du mariage et de la mort ; toutes ces cérémonies primitives et barbares qui ont survécu en s'affinant jusqu'à l'époque contemporaine. La pureté de la bestialité aveugle me semble préférable. Quand je médite ainsi, je sais qu'il y a là quelque chose qui m'attend. Un jour peut-être j'aurai une révélation et je verrai l'autre côté de cette farce monumentale. Alors je pourrai rire. Alors je saurai ce que la vie signifie.

Sylvia Plath, *Journaux, Wellesley – été 1950*

1.
SEUL

Les corneilles

S'appelaient-elles déjà « les corneilles » lorsque, pour la première fois, on devina leurs silhouettes à l'arrière-plan de la journaliste venue filmer la maison des parents de Sandrine Maurin née Stievenard ? Drôle de nom, les corneilles. Sûrement une trouvaille d'un pigiste de *La Voix du Nord* suivant l'affaire. Pas les mésanges, pas les colombes, pas de place pour la paix ni les couronnes de fleurs. Les corneilles sont les premières sur les cadavres, et elles commencent toujours par les yeux. Leur fonction, pourtant nécessaire, de nettoyeuses de charognes leur vaut une mauvaise réputation et les enferme dans une représentation baroque, jamais très loin des sorcières. Elles ne constituaient pour l'heure qu'un petit groupe sororal qui, avant tout le monde, avait compris ce qui se jouait là, avec le geste apparemment fou de cette femme au nom étrange, comme surgi d'un avis de décès, Sandrine Maurin née Stievenard. Leur surnom n'était pas encore figé, mais il devait flotter dans l'air épais de juillet, entre le stade

Bollaert et le Louvre-Lens, ce quartier où les gueules noires avaient laissé place aux chômeurs en fin de droits et aux travailleurs précaires, avant l'arrivée des artistes. Ce soir, un peu de poussière de charbon se déposait lentement sur ces femmes, un brouillard qui bientôt leur ferait prendre conscience d'un changement en elles. Sans se connaître, ni se concerter, elles avaient marché vers cette maison, s'étaient trouvées et d'un regard, sans tellement parler, formaient le cœur de la nuée.

Garance devait discrètement mener le groupe. Elle avait su imposer son corps long et noueux jusqu'à la disgrâce, bambou sauvage lui permettant, en entrant dans une pièce, d'affirmer. Autour d'elle, les autres, en contrebas, cherchaient du coin de l'œil une approbation discrète de sa part, guettaient la moindre accentuation des angles secs de sa mâchoire. Quelques semaines plus tôt elle militait encore dans une association qu'on venait de dissoudre au prétexte d'un risque terroriste qu'elle faisait courir au pays. Garance et quelques autres avaient détruit une serre dans laquelle des industriels expérimentaient des plants résistant à la sécheresse, au feu, aux maladies, aux insectes, au fisc, aux inondations, à la grêle. Mais pas à Garance et à sa détermination.

Autour d'elle on retrouvait Lucie la professeure de français, Léa l'étudiante skateuse et Rose, la caissière. Garance a prononcé ces mots quand la journaliste s'est approchée du groupe pour leur demander ce qu'elles faisaient là : « On ne parle pas aux journalistes. » Les autres ont acquiescé.

Sur le plateau de télévision, un spécialiste en psychologie et astrophysique (la veille il devait dire si oui ou non, d'après lui, il existait un risque qu'un jour, une météorite vienne s'écraser sur Terre ; il avait répondu non ; soulagement), un type dont les avis faisaient autorité, au point de devoir expliquer ce qui s'était passé au Louvre-Lens quelques heures plus tôt, avait posé le diagnostic net qu'on attendait de lui. Il s'agissait d'un coup de folie, peut-être un dérèglement hormonal, une ménopause précoce ou quelque chose en lien avec la mère. Un truc de bonnes femmes. Le spécialiste insistait : elle a crevé les yeux de cette femme, ce n'est pas neutre. Elle n'a touché à rien d'autre, mais elle lui a crevé les yeux. Ce point-là avait dû attirer l'attention des corneilles, comme un signal ondé dont le sens profond échappait à tous. Il paraît que la vision tétrachromate permet aux oiseaux de voir le bleu, le rouge, le vert, mais également les ultraviolets. Communiquaient-elles grâce aux ultraviolets, des messages invisibles aux hommes mais limpides pour elles ?

Elles étaient là dans la nuit, devant le petit pavillon de la famille Stievenard, à quelques mètres du Louvre-Lens, regroupées entre sœurs, parlant à voix très basse, marchant lentement, d'un pas atone, se frôlant à peine dans le chuchotement des tissus. Les bruits faibles de leur présence évoquaient ces oiseaux rassemblés par milliers pour voler côte à côte, ils dessinent dans un battement étouffé une alternance de noyau et de fumée. Murmurations. Le mot convient à l'atmosphère de cet étrange moment où quelques femmes, vêtues de couleurs sombres, de t-shirts de deuxième main, de jeans ou de shorts upcyclés, s'étaient rassemblées devant la maison familiale de Sandrine Maurin née Stievenard, après son geste apparemment fou, après cette attaque où elle avait crevé les yeux de la malheureuse Hendrickje Stoffels.

Pascal

Sol ré do la. La sonnerie de mon portable imitait celle qui annonce les représentations de l'opéra de Cologne. On m'a appelé le 13 juillet en insistant pour que je rencontre dans la journée le juge Valois. En raccrochant j'ai fait le lien avec le dossier que j'avais déposé dix ans plus tôt pour être reconnu expert auprès des tribunaux… Il faut dire que depuis, aucun magistrat ne m'avait contacté et j'avais oublié jusqu'à la fierté ressentie en me voyant nommé « expert ». Dans une vie où tout est aligné, j'aurais certainement fait état de mon expertise sur une plaque dorée : « Pascal Berthomeu, Expert auprès des Tribunaux. » Les gens faisaient ça. Des majuscules un peu partout pour faire important. C'était déjà grotesque sur la carte de visite d'un médecin, alors dans ma salle de classe… Ici, la justice avait rarement besoin d'un expert en art, et quand c'était le cas, on sollicitait quelques habitués à la réputation autoportée : commissaires-priseurs, notaires à la retraite, conservateurs de musées qui s'exécutaient avec la morgue et l'assurance qu'on attendait d'eux. Mais l'affaire tombait au milieu de l'été, avant un pont. Les grands spécialistes étaient en vacances à l'étranger et les journalistes d'astreinte s'ennuyaient à commenter les incendies à venir et les prochains « chassés-croisés des juillettistes et des aoûtiens », alors ils comblaient les espaces avec emphase grâce à « l'affaire du Louvre-Lens ».

Le juge Valois était un élégant petit homme dont le visage aussi long qu'arrondi avait l'expressivité des cylindres de Fernand Léger. Déformation professionnelle, je ne pouvais m'empêcher de me le représenter au milieu d'une composition du peintre. Sa tête s'incrustait parmi les tubes de *La partie de cartes,* usant à l'excès de l'effet de volume, ce gros trait blanc qui fit la réputation du tubiste. J'ai toujours eu du mal à vraiment fixer mon attention. Un détail et je suis parti. Pourtant je mesure la gravité du moment mais mon cerveau devient rapidement incontrôlable. Il fuit et met de l'art un peu partout. J'en avais pris conscience en découvrant que mes collègues me surnommaient entre eux « Tavieilli », pour souligner ma tendance à bifurquer et à discourir à côté de la plaque, avec la même satisfaction que celui qui présentait alors *D'Art d'Art !,* la seule émission de télévision où l'on apercevait des tableaux. Ils étaient accablés par mes digressions, ils y voyaient certainement un fond de prétention, une façon de faire étalage de mes connaissances. Je les fatiguais. Taddeï/Tavieilli – aucun rapport avec mon nom, Berthomeu – je soupçonnais un prof de sport d'avoir commis un si mauvais jeu de mots. Sans ce petit problème, j'aurais certainement eu une autre carrière, des responsabilités qui feraient qu'un 13 juillet, je serais à l'étranger, injoignable, et pas dans mon studio, au centre-ville de Lille, à attendre les dix prochaines années qui me séparaient de la retraite, et les deux mois qui me restaient à tuer jusqu'à la rentrée scolaire de septembre.

Le juge Valois me flattait avec tellement d'excès que je ne pouvais ignorer son désespoir en l'absence des experts habituels. « Monsieur Bertrogneux, votre réputation fait autorité dans tout le monde de l'art. » J'avais déjà du mal à asseoir mon autorité dans une salle de classe auprès d'élèves de douze ans, mais j'appréciais le mal qu'il se donnait pour m'être agréable. Je n'osais pas non plus lui dire qu'il écorchait mon nom, que je m'appelais Berthomeu, parce qu'il me semblait qu'avec ce nom inventé en cette fin de journée anormalement chaude, Bertrogneux, le juge gourmand célébrait son amour des glaces Berthillon et des macarons Trogneux. Il avait eu une longue journée et là, dans son petit bureau mal ventilé, avec cette affaire incompréhensible qui faisait tellement parler d'elle, il salivait d'une glace, une glace avec un parfum qu'il aurait inventé pour se réconforter. J'étais Bertrogneux, expert en art, saveur pistache et macaron aux amandes.

Il répétait : « Monsieur Bertrogneux, il y aura un ténor du barreau. » Un ténor du barreau. Immédiatement cette formule m'évoquait un type plaidant sa cause en enchaînant les notes abusivement graves, saucissonné dans un collant brillant et roulant les « r » pour faire italien. Un ténor du barreau, monsieur Bertrogneux, un ténor du barreau. J'avais un peu de mal à saisir ce qu'il attendait de moi. Avant ce rendez-vous j'avais rapidement rédigé une note sur le tableau. J'imaginais qu'il avait besoin d'éléments de contexte et d'histoire, qu'il voudrait certainement que je l'aide à déterminer un prix. C'est ce qui intéresse le plus les gens, quand on parle des tableaux. N'étant pas spécialiste de Rembrandt, j'ai fait quelques recherches sur tout ça. Recherches est peut-être un mot excessif, mais j'avais noté quelques éléments pour au moins donner l'impression d'être en terrain connu. Rembrandt (Leyde 1606 – Amsterdam 1669), École des Pays-Bas. *Portrait de Hendrickje Stoffels (1625-1662) au béret de velours*. Peint vers 1654. Représente la compagne du peintre. Sa première femme est morte douze ans plus tôt. Style néovénitien. Éclat des yeux et des perles. Contraste fond noir / peau blanche. Fondu des matières. J'avais également imprimé la liste des propriétaires successifs de l'œuvre pour aider à en estimer la valeur, il y avait du beau monde, des particules : Jean de Jullienne (1686-1766), Paris (cité en sa possession en 1754 par Descamps) ; vente après décès, Paris, 1767 ; Harenc de Presle. – Duc de La Vallière, Paris ; vente, Paris, 1781 ; Devouge, marchand d'art à Paris ; J. H. Fr. de Paule de Rigaud, comte de Vaudreuil (1740-1817), Paris ; vente Paris, 1784 ; acquis à cette vente par A. J. Paillet, marchand d'art à Paris, pour Louis XVI. Mode d'acquisition : ancienne collection royale. Emplacement actuel : Louvre-Lens.

Pour faire face aux questions les plus pointues j'avais imprimé la biographie Wikipédia de Rembrandt en surlignant les points essentiels : « L'un des plus grands peintres de l'histoire de la peinture, notamment de la peinture baroque », « l'un des plus importants peintres de l'École hollandaise du XVIIIe siècle », « siècle d'or néerlandais », « 400 peintures, 300 eaux-fortes, 300 dessins », « obscurité », « rugueux », « intenses et vivantes », … L'article était très long et bien documenté. Il y avait beaucoup d'informations à stabiloter, le prix à payer pour faire autorité dans le monde de l'art. J'ai pensé avec colère aux exposés de mes élèves, tous les mêmes, issus systématiquement de cette même source. Je détestais Wikipédia. Tout était mâché, c'était dégueulasse, surtout pour nous qui en avions été privés lors de nos études.

En conclusion de ma note, j'avais écrit : « Ce tableau a inspiré Huysmans pour son premier roman, *Marthe, histoire d'une fille.* » En découvrant ça, je m'étais promis de le lire. Huysmans connaissait, sous l'impulsion de l'écrivain, polémiste, poète, acteur, chanteur, critique d'art, pythie free-lance, hardeur amateur Michel Houellebecq, un retour en grâce inattendu, et j'étais certain de marquer des points auprès du juge avec cette petite anecdote qui plaît aux gens cultivés. J'avais noté un dernier mot en vrac, « flavescent », je l'avais croisé dans un des articles consacrés au tableau, j'aimais assez ses sonorités. C'était un de ces mots rares dont on ignore le sens mais qu'il me paraissait bon de placer pour confirmer ma connaissance de « l'un des plus grands peintres de l'histoire de la peinture, notamment de la peinture baroque ».

Le juge Valois ne voulait rien savoir de Rembrandt, du tableau, ni même de la peinture baroque durant le siècle d'or néerlandais. Il était préoccupé, en dehors du ténor du barreau et des glaces aux macarons, par cette étrange Sandrine Maurin née Stievenard. Un journaliste dont la nuance n'était pas la première qualité l'avait baptisée « la Sharon Stone du Louvre-Lens », en référence à l'inoubliable rôle de la blonde polaire dans *Basic instinct*. Il y avait la blondeur, une silhouette harmonieuse, le pic à glace était remplacé par les clés d'un camion aménagé en camping-car. Assez pour justifier de son classement dans la chronique criminelle entre « le tueur de l'Est parisien » et « le Mozart du cambriolage ».

Elle me faisait plutôt penser à Barbara Loden dans un film dont j'ai oublié le nom, c'était même son parfait sosie, avec cette coupe mal fichue, frange et queue-de-cheval suspendue en haut du crâne, l'air vaguement azimuté, ces pommettes hautes, en pointe, et sa façon de se tenir, légèrement désarticulée, tête un peu penchée, épaules désaxées. Il fallait la regarder très attentivement pour se rendre compte qu'elle pouvait être belle, en photo peut-être. Là où le mouvement est figé. Sous l'œil des caméras, la maladresse prenait le dessus. Comment s'appelait ce film ? Je m'étais ennuyé en le regardant, je me demande encore ce que Lucie y voyait, elle avait beaucoup insisté pour me le montrer.

« La Sharon Stone du Louvre-Lens », l'emphase collait mieux à l'époque, et plus personne ne connaissait Barbara Loden. Le juge Valois, tourmenté, savait d'expérience que ces surnoms constituent un fort aimant d'attention, et que si le ténor du barreau s'était ramené sur l'affaire, c'était parce que lui aussi avait flairé le procès spectacle où les déclarations à la presse sont plus longues que les audiences. Il ne voulait pas se planter. Il l'a répété plusieurs fois : « Les journalistes, le ténor du barreau, le Louvre, je ne peux pas me planter. » Il citait, pour illustrer sa crainte, des tas de textes et d'affaires dont je peinais à voir les liens avec celle qui nous intéressait. « Avec l'art, c'est toujours compliqué. Même les faussaires, très casse-gueule. S'ils prennent l'alibi de la démarche artistique on est morts. Dans ce pays les artistes sont des rois, on les protège de tout. J'ai besoin de vous Bertrogneux. »

Si je comprenais bien, je devais déterminer, en ma qualité d'expert en art, si le geste de Sandrine Maurin née Stievenard s'inscrivait dans le cadre d'un processus artistique ou s'il s'agissait d'un acte désespéré commis par une folle. J'avais envie de dire au juge que l'un n'empêchait pas l'autre, mais je me suis tu puisque pour la recherche de folie un autre expert dresserait le portrait psychologique de la Sharon Stone locale. Les assurances avaient de leur côté mandaté des dizaines d'experts pour estimer le préjudice. À cette heure j'enviais les certitudes de ceux qui ne s'embarrassent jamais des nuances : Christo ? C'est pas de l'art, c'est de l'emballage. L'abstraction ? C'est pas de l'art mon fils de cinq ans te fait la même chose. Les installations ? C'est pas de l'art, juste des saletés empilées les unes à côté des autres, tu vas à la déchetterie tu vois tout pareil. À ce jeu, les experts et le milieu ne sont d'ailleurs pas les derniers, même si les arguments sont plus sophistiqués et les références forcément obscures. Pour ma part je m'étais toujours tenu assez loin de ce débat, prenant pour œuvre d'art les objets qu'on me présentait comme tels. J'avais également conscience de ma situation et l'absence totale de légitimité qu'elle me conférait, du haut de ma salle de classe 138 du collège Pierre-Perret de Marcq-en-Barœul. J'étais mal placé pour délivrer à Sandrine Maurin née Stievenard une attestation d'artiste. Je protestai mollement mais le juge Valois avait préparé ses arguments : « Tout ce dont j'ai besoin, ce sont deux feuilles avec votre avis et surtout, votre signature et la copie de vos diplômes. Deux feuilles, pas plus. Nous prenons à notre charge tous les frais que vous engagez et versons une indemnité compensatrice. » Voyant mon attention remonter il estima qu'il était temps de me rappeler l'état de délabrement de la justice : « Vous disposez donc, au total, d'une enveloppe de cent cinquante euros qui vous sera réglée, sur présentation des justificatifs exigés, dans le courant de l'année prochaine. »

De Sandrine Maurin née Stievenard on ne savait presque rien. Date de naissance : 2 août 1981 à Lens (Pas-de-Calais). Dernier domicile connu : 17, rue des Embruns, Port-l'Annonciade (Aude). « Ne vous embarquez pas dans des complications, ne partez pas sur les aspects psychologiques, nous avons un très grand expert pour ça. Durant sa garde à vue elle a parlé de sculptures qu'elle avait faites et j'ai senti qu'elle pouvait nous échapper avec ça. Il faut juste vérifier. Vous pourrez la voir, elle est dans sa famille à Lens, bracelet électronique. » J'ai demandé à voir le tableau qu'elle avait transpercé. Le juge a paru étonné, mais il préparerait les papiers si vraiment j'y tenais, et il a répété : « Ne vous embarquez pas dans des complications. Une attestation, signée, c'est important, et la copie de vos diplômes. » Pendant ce bref entretien je n'ai pas pensé à Lucie. Je serais bien resté là, dans le bureau du juge Valois, pour lui ranger quelques dossiers et occuper mon esprit tandis que le jour baissait.

Jusqu'au bout j'ai cru que Lucie resterait, qu'elle trouverait un moyen pour que nous passions les vacances ensemble même si rien ne l'indiquait, si je n'avais rien fait pour que ça advienne et si elle avait toujours été claire sur sa situation. Elle était miraculeusement entrée dans ma vie, et j'attendais un nouveau miracle pour qu'elle y reste. Il ne me fut pas livré. Elle s'est levée du lit et j'aurais dû adorer solennellement son corps pâle, sa peau étrangement veloutée, le léger pli de son ventre au-dessus de son pubis. J'ai vu ses fesses, habituées des batailles contre les jeans et qui, débarrassées de tout, après l'amour, bondissaient de satisfaction. J'ai pensé aux toiles de Cranach, j'ai regardé Lucie se diriger vers l'évier et se pencher pour boire au robinet, le petit corps blanc, détendu, et enfin fier de lui, ver luisant dans l'atmosphère apaisée d'une fin d'après-midi de juin. Soleil du Nord. Je n'ai pas réalisé que c'était la dernière fois. À vie je serais privé de ce corps offert que j'étais incapable de garder. Au lieu de la retenir, et même, au lieu de profiter pleinement de ces dernières minutes où elle me faisait cadeau de ce corps qu'elle n'aimait pas et qui m'avait tant désorienté, je voyais la texture de sa peau et je nous imaginais l'instant d'après en Vénus et Cupidon, elle en Vénus sûre d'elle, presque lasse de sa superbe et moi en Cupidon, petit, grassouillet, fier de brandir mon arc et d'exhiber mon micropénis. Foutu trouble de la concentration, foutu besoin incontrôlable de quitter le monde pour flotter dans les œuvres. J'ai déambulé comme ça, émerveillé et content de moi dans la toile de Cranach alors que Lucie se rhabillait déjà. Le peintre allemand avait produit une trentaine de toiles représentant Vénus et Cupidon. Ma préférence allait à celle où Cupidon était entouré d'abeilles, on le voyait se plaindre de piqûres et Vénus lui répondait que cette douleur n'était rien par rapport à celle qu'il infligeait lui avec son petit arc, la douleur d'amour. À l'instant où je fondais dans ce tableau, j'enviais le point de vue de l'ange dont la petite taille lui laissait une échappée en contre-plongée sur les jambes et les fesses de la déesse de l'amour. Il était le seul à pouvoir vraiment les voir, à en faire le tour, à profiter de cet angle défiant la gravité. Les fesses de Vénus… petit veinard. Cranach avait peint une forêt dense, d'un vert presque noir où nous pourrions nous cacher, nous étendre et… Ensuite nous marcherions nus, hors du monde et du temps jusqu'au lac paisible dans le fond du tableau, si plat qu'il recueillait le ciel en le reflétant. Nous ferions des ricochets, Lucie préparerait une tarte avec les pommes qui dansaient au-dessus de nos têtes. Un psy m'aurait sûrement fait remarquer que Vénus et Cupidon sont mère et fils, mais si ce psy avait pu mesurer au colorimètre la teinte de la peau de Lucie, et celle de Vénus, précisément dans ce tableau, il aurait admis qu'avec cinq cents ans d'avance, Cranach avait bel et bien peint Lucie et que si j'avais eu la chance de connaître la douceur de ses cuisses, il était légitime de vouloir fuir avec elle parmi les cerfs et les oiseaux, dans une forêt allemande du

Moyen Âge, loin de cette civilisation qui allait me l'enlever. Et d'ailleurs, dans notre histoire, le vieux, c'était moi.

Je n'avais rien à faire cet été et la nécessité de quitter Lille se précisait chaque jour. Un collectionneur à la mode exposait une partie des œuvres qu'il possédait dans une ancienne usine et déjà les rares personnes qui me parlaient encore me sommaient d'y courir et de donner mon avis. On me rappelait systématiquement qu'une œuvre de jeunesse de Damien Hirst était exposée, *Viscère et dégueulis*, ou *Cervelas plaqué or*, un nom comme ça. Quelque chose qui annonçait la suite de sa carrière. Si je restais ici je finirais par y aller, au moins pour qu'on arrête de m'en parler. Il y avait aussi cette exposition Picasso au Louvre-Lens, quelques toiles de moindre importance, au pic du désespoir je m'y serais rendu pour acheter un mug. Je savais comment tout ça finirait : l'absence de Lucie, le ciel capricieux qui passe des pluies épaisses au soleil écarlate, la vision de toutes ces œuvres ludiques au sens prémâché, les commentaires du public… Avant le 15 août, je m'ouvrais les veines. Heureusement, j'étais rattrapé par ma qualité d'« expert en art » et l'invitation insistante du juge Valois – sa tête cylindrique aurait vraiment très bien trouvé sa place dans un tableau de Léger – donnait finalement raison à ceux qui affirment que l'art sauve des vies.

La dernière adresse connue de Sandrine Maurin née Stievenard était donc à Port-l'Annonciade, petit port industriel au bord de la Méditerranée, situé dans cette zone floue qui s'étend entre Sète et l'Espagne. En cherchant mollement j'appris que Claude Simon avait vécu à une vingtaine de kilomètres de là, c'était à peu près tout. Pourtant, avec un bel enthousiasme, l'office de tourisme évoquait une « terre d'artistes » au sujet du marché artisanal qui se tenait tous les mardis durant l'été. La vocation artistique de Sandrine Maurin née Stievenard était peut-être née là, parmi les potiers qui vendent des vases grumeleux et les bijoux fantaisie assemblés par des jongleurs en fin de droits. Je pensais aux touristes qui laissaient traîner leurs claquettes devant les stands, le bruit insupportable que ça produit, ce chuchotement des pieds qu'on ne soulève pas assez. Parce que c'est les vacances, alors « on se prend pas la tête ». J'imaginais la Sharon Stone du Louvre-Lens perdue au milieu de cette « terre d'artistes », glanant, dans les toiles du club de peinture local la matière pour un jour se confronter à « l'un des plus grands peintres de l'histoire de la peinture, notamment de la peinture baroque ». Non, rien ne tenait. Depuis le début tout était bancal. Le juge Valois faisait fausse route. Personne n'irait prétendre que le saccage d'un chef-d'œuvre relevait lui-même d'une autre œuvre d'art et qu'au nom de l'égalitarisme, de la relativité ou des errements du public face aux nouvelles formes d'art à travers les siècles, on ne pouvait pas dire si Sandrine Maurin née Stievenard ne supplantait pas Rembrandt en le plantant. Et moi dans tout ça, j'étais celui qui allait apporter la preuve irréfutable sans laquelle il était impossible de se prononcer ? Il fallait vraiment qu'un « expert en art » explique que ça ne pouvait pas tenir debout ? Je n'étais donc pas seul, le monde entier était sur le point de s'ouvrir les veines. Cette idée me réconforta.

Si j'avais voulu aller quelque part en France métropolitaine, je n'aurais pas pu aller plus loin qu'à Port-l'Annonciade. L'argument me décida à commencer mes recherches par cette zone, la maison de l'artiste, pour mieux la comprendre comme l'imaginait Sainte-Beuve, mais surtout pour que la distance m'aide à ne plus penser à Lucie, mon petit Cranach disparu. Je réservai une chambre à l'hôtel l'El Dorado et débarquai le lendemain soir, après quinze heures de train, en gare de Port-l'Annonciade.

Un vent violent et discontinu faisait claquer une porte dont l'écho habitait le quai vide, entassait des canettes de soda, des feuilles du journal local, des branches, contre un recoin de mur, réceptacle de ce que les poubelles n'arrivaient plus à avaler. La lumière des néons découpait la gare du reste du paysage, noir, écrasé par de petites montagnes. Plus loin on devinait une route départementale sur laquelle chuchotait une ligne blanche. J'ai marché dans cette nuit, tanguant à chaque bourrasque. Bientôt les premiers immeubles guidèrent mes pas ; des constructions récentes qui vieilliraient mal, il suffisait de voir les traces d'humidité sur la façade pour le comprendre. Mais l'architecte, malgré le budget minable dont il disposait, avait eu un geste artistique, il avait fait peindre chaque balcon d'une couleur primaire si bien que l'ensemble devait être un hommage à Le Corbusier. Le genre d'hommage qui aurait convaincu le vieux Corbu de lester ses poches de gros cailloux avant de quitter son cabanon pour aller nager. J'avais lu une théorie selon laquelle plus l'architecture est forte, plus la peinture est faible. Si l'auteur – dont j'ai oublié le nom – avait raison, j'allais trouver ici une ribambelle de génies de la peinture.

Je longeai les immeubles brièvement entrecoupés de minuscules maisons de pêcheurs et arrivai à un canal filant jusqu'à la mer. En s'élargissant il laissait apparaître un décor de station spatiale. Port-l'Annonciade : on a marché sur la lune. Des spots, puissants, blancs, plaquaient au sol les ombres d'immenses camions, déformaient sur les murs les silhouettes de grues monumentales, chatouillaient la poussière qu'on voyait valser sur les quais de déchargement. L'autre berge était un autre monde, industriel, grouillant, vivant, mécanique, répondant aux injonctions perpétuelles d'une usine plus haute que les montagnes alentour et qui s'étendait aussi loin que le regard se perdait en d'infinis tuyaux, cheminées, cuves.

J'ai trop aimé Cézanne, j'ai trop voulu voir le monde à sa façon, comme si le talent se décrétait, comme si on pouvait tordre son œil. En pensant au Sud, je gardais en rétine sa Sainte-Victoire et un paysage de garrigue frissonnante, de pics rosés, de terres ocres saignantes, de reflets bleu glacier. Mais, dans cet autre Sud, celui de Port-l'Annonciade, celui de Sandrine Maurin née Stievenard, je débarquais à Dunkerque.

J'ai mal dormi. Ma chambre donnait sur une placette où les goélands se battaient pour manger les restes de sandwichs laissés par les touristes cramoisis. Ces oiseaux étaient gras, ils ressemblaient à des labradors à qui on aurait cousu des ailes de vautour, ambiance Jérôme Bosch. Ils tournaient le dos à la mer et passaient leur temps à s'entretuer pour l'accès aux plus grosses poubelles. En goûtant aux américains ketchup-mayonnaise et aux paninis trois fromages ils avaient succombé à la société de consommation et auraient volontiers troqué leurs ailes contre une table ouverte à la sandwicherie « La féline ». Ces anciens « rois de l'azur » comme disait l'autre, étaient à présent des dindons incapables de voler, la graisse enveloppait leurs souvenirs de mer, ils me faisaient penser à ces artistes à succès. Le bruit de leurs bagarres avait été dissipé au petit matin par celui des machines de la municipalité qui pulvérisaient une solution mélangeant javel et arômes d'herbes de Provence le long des trottoirs. Quand j'ai compris que je n'arriverais pas à me rendormir, je n'ai plus pensé qu'à Lucie. Vingt jours qu'elle était partie. Je n'avais rien fait pour la retenir, j'étais resté stoïque quand elle se rhabillait. Je voyais, pour la dernière fois, l'inclinaison si particulière de son corps tandis qu'elle faisait remonter sa culotte. Le dos, penché vers l'avant, les jambes, bien droites, et le tissu qui glissait puis résistait en remontant à mi-cuisse. L'absence totale de mise en scène, la spontanéité avec laquelle ses bras tiraient sur cette culotte pour lui faire franchir les derniers centimètres étaient d'un érotisme supérieur à n'importe quel strip-tease. L'élastique a claqué sur ses hanches et, dans un moment suspendu, elle est restée dans cette position, jambes bien droites, courbe du dos jaillissant de la culotte, une petite culotte simple, en coton, certainement confortable. Ce corps qu'elle n'aimait pas, durant cet instant, contenait la beauté des courbes de ses épaules, de ses hanches, de ses fesses fières, l'ovale de son bas-ventre, l'arrondi soyeux de ses cuisses, la finesse de ses chevilles, et le charme de leurs prétendues imperfections. L'instant d'après elle enfila son jean qui lui allait si mal, son t-shirt informe qui la rendait invisible et, tandis que j'étais encore sous le choc de la révélation qu'elle m'avait offerte, alors que, pour la première fois certainement, je mesurais l'étendue de sa beauté, elle s'en allait.

J'avais profité de l'interminable trajet en train pour lire *Marthe, histoire d'une fille* de Huysmans que le Louvre-Lens rattachait au tableau transpercé. Je ne perdais pas complètement de vue les raisons de ma présence à Port-l'Annonciade. Je ne connaissais pas Huysmans. Il n'était pas à la mode à mon époque et aujourd'hui il devenait l'équivalent d'un Flaubert, mais je ne lisais plus trop. Sauf « pour les besoins de l'enquête »… Accessoirement, je devais mon histoire avec Lucie à la clique de Médan qui gravitait autour de Zola. Pour cela il avait fallu marier le talent de l'auteur de *Germinal* à celui de l'Éducation nationale, machine à inventer d'invraisemblables formules pédagogiques. Chaque année nous avions droit à une nouveauté du Ministère, qui revenait ensuite tous les dix ans avec l'apparence de l'inédit. L'an passé nous étions invités à travailler en îlots, cette année la pluridisciplinarité ferait enfin remonter le niveau et chaque collège devait penser échanges entre les matières, barrettes de cours, interconnexions… Les plus zélés donneraient des cours d'histoire-géographie en anglais à des élèves qui ne comprenaient aucune des matières composant ce gloubi-boulga. Je n'ai jamais appliqué ces consignes. La seule chose que j'appréciais encore un peu dans mon métier était cette sécurité de l'emploi, elle me garantissait que si je résistais à la tentation de gifler Lauren Génardt de 5e E, et toutes les Lauren Génardt qui lui succédaient chaque année dans chaque classe, on ne pouvait ni trop m'obliger à appliquer un programme ni trop m'obliger à me soucier des élèves. Cette attitude me valait le mépris général de tous mes collègues. Eux sauvaient de vies. Moi… Qui pouvait dire ce que j'enseignais durant une heure d'arts plastiques ? Rien que le nom : arts plastiques. Mon métier sentait le toc, le préfabriqué, la matière peu noble qui pollue les océans. Ils auraient pu me mépriser juste pour ma matière, mais j'ajoutais, dans ma façon de me dispenser de toute conscience professionnelle, de quoi justifier élégamment mon ostracisation de la communauté des enseignants. Je n'étais jamais en salle des profs, je n'assistais à aucun conseil de classe, je ne m'impliquais dans aucune manifestation où les enseignants des disciplines de quatrième zone comme la mienne – technologie, éducation musicale, éducation physique et sportive – s'illustraient d'habitude. Comme s'il fallait se mobiliser un peu plus en dehors de la salle de classe pour s'excuser de dispenser des cours si dispensables. La même impression de honte poussait mon autre collègue à s'habiller en couleurs vives et désaccordées, avec d'improbables chapeaux en feutre qu'elle fabriquait elle-même, incarnant coûte que coûte la caricature de l'artiste ratée, pour se donner une raison d'être ici, une légitimité professorale. J'y avais sûrement cédé plus jeune, à l'époque où je portais des vestes croisées en singeant l'élégance de Charlie Watts, ce qui me donnait l'allure d'un VRP de laboratoire pharmaceutique. N'est pas Charlie qui veut. Mais depuis des décennies, personne ne pouvait prétendre m'avoir vu habillé autrement qu'avec un jean noir, un polo à manches longues noir l'été et une doudoune noire l'hiver. Pierre Soulages prétend qu'il existe des milliers de nuances de noir qui se dessinent en fonction de la lumière. Je confirme. Pour ma part, les nuances de noir tiraient de plus en plus vers le verdâtre et le gris en fonction du nombre de lavages que je leur infligeais.

Elle m'avait accosté de façon frontale, avec un ton de reproche qui m'avait plu, un ton que je n'entendais plus depuis des années, mes congénères ayant renoncé à me faire changer. « Je t'ai cherché à la réunion de pré rentrée, tu n'y étais pas. » J'ai regardé cette petite bonne femme boulotte qui entrait dans ma salle de classe avec une tendresse immédiate. Elle aurait détesté que je lui dise ça « petite bonne femme », trop paternaliste, vestige du patriarcat, mais avec son *tote bag* harnaché à l'épaule gauche, qui lui mangeait la moitié du corps, son cartable en cuir dans la main droite, et ce rouge à lèvres beaucoup trop rouge, beaucoup trop vif, clownesque… Pourtant je suis sûr à présent qu'à la fin de sa phrase j'ai eu envie de m'accrocher à elle de toutes mes forces. J'ai répondu : « Bonjour jeune fille, je ne crois pas vous connaître. » Que voyait-elle en moi pour ne pas avoir tourné les talons sur-le-champ ? Elle s'est lancée dans l'explication de son projet pédagogique.

J'ai dit oui sans réfléchir, juste pour qu'elle reste un peu plus longtemps avec moi, pour écouter le mariage de sa tessiture douce et de son ton intransigeant, l'aigu léger qui caressait les consonnes et devait la mettre en difficulté face aux élèves, quand elle haussait la voix. Elle m'a parlé de Zola, de Cézanne, de leur amitié de jeunesse, de leur correspondance, du contraste entre la réussite immédiate de l'écrivain et la postérité très tardive du peintre. Elle m'a demandé si j'avais lu *L'Œuvre*, j'ai prétendu que oui, si j'avais vu *Cézanne et moi* de Danièle Thompson, j'ai prétendu que oui, si j'avais des idées de tableaux de Cézanne à leur faire étudier en lien avec des textes de Zola, j'ai prétendu que oui. J'observais, fasciné, le mouvement nerveux de ses lèvres, fines, et tellement rouges. Dalí avait imaginé un canapé en forme de lèvres, très rouge, canapé Bocca. Je m'allongeais sur les lèvres de Lucie, elle pouvait me dévorer, je ne voulais pas être ailleurs.

Sandrine

Le plus souvent, j'étais dehors, loin de cette maison et de ma famille tristes. Au plus près de la tramontane. Elle ne disparaissait jamais longtemps, quelques jours et je l'entendais claquer dans le noir, alors j'enfilais un jogging et marchais toute la nuit dans la ville silencieuse et mal éclairée. Je n'avais peur de rien. Le souffle occupait mes oreilles, chaque bruit était recouvert par ce hurlement qui ne s'adressait qu'à moi, ample, permanent jaillissement de vie. Je filais vers le port industriel, la tramontane s'y engouffrait, elle me prenait sur les berges au milieu des camions et des grues et, chargée de l'énergie puisée dans les montagnes, me poussait jusqu'à la mer. Là, les vagues à têtes plates, désordonnées, dansaient un peu ivres, mettaient en garde les navires, poissaient les façades des résidences secondaires. J'ai adoré ce vent.

Pourtant je suis partie. Christophe Maurin, mon mari, avait fait les courses avec sa mère, à la ville. Ils avaient acheté un pantacourt. On voyait ses chevilles, blanches, comme malades, et partout des poils, noirs, longs et brillants. On aurait dit un tire-bouchon dont la vis dépasse un peu. Les jambes démarraient, s'élançaient dans ce long cylindre et quand la silhouette devait se dessiner, tout s'arrêtait pour faire jaillir deux petites quilles velues. Un pantacourt. Mauvaise blague. Qui avait imaginé une telle horreur ? Christophe Maurin ne m'avait jamais excitée, là il me dégoûtait. Un peu plus tard, avec l'implantation de l'antenne, j'ai accéléré le mouvement. Mais déjà là, quand je l'ai vu sortir de la chambre, habillé avec ce truc, j'ai su que j'étais arrivée au bout. Question de survie. Même le vent ne me retiendrait plus, j'irai en chercher un autre, ailleurs. Quand il m'a fallu revenir chez mes parents, dans cette version familiale de la prison que mon avocat était si fier d'avoir négociée, ma mère m'a dit : « Tu avais tout, un mari, une fille, une belle maison, un vrai nid douillet, la vie de rêve, et il a fallu que tu gâches tout. » Dans l'esprit de ma mère, et de bien d'autres sûrement, il ne faut jamais quitter le nid de la normalité, de la banalité, de l'invisibilité. Surtout, ne plus rien espérer une fois qu'on l'a. Ne veiller qu'à une chose : le garder. Ne plus rien attendre, ne plus jamais croire à la vie, perdre la sienne à cette conservation de l'acquis. Devenir expert en boîtes de conserve, y entasser chaque jour les bouts gélatineux d'une existence cauchemar de nos quatorze ans, coincée dans une immense usine, à la chaîne, bourrer les contenants métalliques, veiller à leur scellement et prier pour qu'à notre mort, nos enfants s'assoient au même endroit, gardent bien notre stock et constituent le leur. Eux aussi, casés. Une vie bien remplie. Une vie de conserve. Ils n'ont jamais compris ce que je faisais là, ils ont cru que je visais la maison et la belle situation. Personne ne voyait ce mélange de mer imprévisible, de camions hors d'âge, de garrigue, de grues rouillées, d'embruns, de fumée, ce paysage qui s'offrait à moi les soirs de grosse tramontane, qui m'avait décidée, à dix-huit ans, à quitter Lens sans tarder. À la première occasion. Christophe Maurin ressemblait à une première occasion. Une première main. Je l'avais rendu fou. Il n'avait jamais baisé. Il n'avait jamais vécu. Et en dehors des premiers mois où il me coinçait dès qu'il en avait l'occasion, je crois qu'il n'a jamais été vivant. Il a eu son titre de Président de l'Ordre des Experts-Comptables, et la naissance de Mélanie. Mais la vie. Celle qui dévore. Trois, quatre mois, avec la gorge qui se serre, les mains qui tremblent, le corps qui lâche, les cris qui jaillissent du ventre et annoncent l'abandon. Ne se lever que pour ça. J'ai aimé le voir dans cet état. Trois ou quatre mois d'humanité bestiale. Avant que ça devienne un peu mécanique, régulier, que je le sente courir après les sensations primitives. J'avais dix-huit ans. Je me savais belle. Je lui ai dit que je rentrais à Lens. Il pleurait, m'a demandée en mariage. Dix-huit ans. La robe blanche. J'avais enfin un point de chute ici. À cette époque, je pensais pouvoir tout supporter. Les repas avec les voisins, le travail de bureau, l'omniprésence des beaux-parents, les pleurs de Mélanie, l'ennui de la vie de famille… Mais le pantacourt. On ne couchait plus ensemble depuis la naissance de Mélanie. Il me semble qu'elle avait huit ans quand je suis partie. L'âge d'avoir un téléphone portable. De tapoter nerveusement dessus. De zoomer en écartant les doigts. De ne jamais couper la sonnerie, les alertes, les notifications. D'être absorbée. Elle aussi se marierait avec un type en pantacourt. Mais elle trouverait ça *chouette*. C'est chouette ce pantacourt. C'est plus sympa qu'un pantalon et plus habillé qu'un bermuda. Elle serait ce genre de femmes, Mélanie. Celles qui disent ces phrases. Elle serait une Maurin comme répétait sa grand-mère. Tu es bien une Maurin, toi ! En me regardant au cas où je n'aurais pas compris qu'avant d'être ma fille, c'était une Maurin. J'ai vécu dix-huit ans à Lens, et j'ai tenu dix-huit ans à Port-l'Annonciade. À faire semblant d'être la Maurin que je ne serais jamais. Ensuite, les ondes, coupure.

Pascal

Si seulement je pouvais raisonner mon esprit, lui interdire de penser à Lucie, et qu'il obéisse. J'ai filé à Port-l'Annonciade sans réfléchir parce que là-bas rien ne me rappelait sa présence. Il n'y avait pas le son doux de ses tennis sur les pavés glacés, sur la Grand'Place, avançant presque en lévitation parmi la foule de ceux qui font leurs courses de Noël. Et sa main, gelée, qui prend la mienne et me tire vers le marchand de gaufres. La brume qui s'échappe des corps des gens autour de nous, qui sort de leurs bouches, qui se marie à la fumée des stands et aux éclairages rouges, verts, aux ampoules qui dessinent « joyeuses fêtes », et Lucie qui prend ma main, et me tire là-dedans, qui écarte la foule, qui file. Je suis le boxeur traversant le public avant d'entrer sur le ring, j'ai la force d'écraser l'univers et la peur panique de tomber. Je marche, orgueilleux, parce qu'elle m'a pris la main, elle a fait une nouvelle fois le premier pas. Je marche, terrorisé, parce que j'ai enfin quelqu'un à perdre, et que déjà je sais que tout ça va finir.

Port-l'Annonciade, l'exotisme, les paysages méditerranéens, la tramontane qui balaie tout, à mille kilomètres des souvenirs, et la trace de Sandrine Maurin née Stievenard à remonter. J'avais un peu perdu de vue ma mission d'expert en art mais j'allais me ressaisir. Je quittai l'hôtel El Dorado pour me dissoudre dans cette ville dont je ne percevais ni le centre ni le sens de circulation. J'ai pensé un instant aux montres molles de Dalí, et me suis demandé si elles donnaient bien l'heure. Il y avait quelque chose comme ça, dans l'air, ici. Une mécanique qui continue son mouvement perpétuel, malgré l'affaissement des contours, l'environnement flasque, coulant. En revenant vers le canal je constatai qu'il n'y avait pas une usine immense comme je l'avais cru dans la nuit, mais des dizaines qui ceinturaient la ville : dépôts de pétrole, de gaz, cimenterie. Ici le XXe siècle refusait d'abdiquer. Les bagnoles continuaient de rouler, les lotissements mangeaient la terre, compressant les maisons individuelles, César aux cloisons fines et bandelette de jardin. Dans les métropoles nous construisions nos potagers pour faire pousser quatre tomates sur nos balcons filants. À la campagne, se jouait, avec le même empressement, une reconstitution tout aussi artificielle de la vie à la ville. Très loin, vers les montagnes, on apercevait, disséminées, les pales d'éoliennes, coupant ce qui restait de perspectives. Je voyais bien l'affaire : trois pylônes plantés dans un village, quatre dans le village d'à côté, l'autre village était jaloux et voulait lui aussi ses tours d'acier. Les vignes se changeaient en panneaux photovoltaïques : tout le monde voulait sa part du gâteau vert, tout le monde était prêt à faire fondre la bakélite sur ces terres rétives à la culture. Avec, en plus des subsides, l'impression de participer à l'amélioration « du monde qu'on va laisser à nos enfants ». Si les femmes accouchaient de cyborgs, les petits s'épanouiraient certainement ici, entre les cheminées d'hier et les moulins de demain. Je déambulais en pensant à tout ça. Pendant quelques instants, Lucie était absente. Je marchais tranquillement vers le 17 rue des Embruns, dernier domicile connu de la Sandrine Maurin née Stievenard. Je longeais la plage, immense aplat moutarde avec une digue sur ma gauche, comme une demi-droite, et ensuite le sable infini où la mer venait se déposer précautionneusement. On avait émietté, tous les trois cents mètres environ, des postes de surveillance pour les maîtres-nageurs. On sentait bien l'inspiration californienne. Avec un peu d'imagination on pouvait voir la Sharon Stone du Louvre-Lens courir en maillot rouge, bouée de sauvetage à la main et seins ballottant au son du générique de la série *Alerte à Malibu*. Les types qui avaient dessiné ces postes avaient sûrement une idée de ce genre : une Pamela Anderson locale sortant de l'eau, affolant les pères de famille tandis qu'au loin les tankers manœuvraient pour entrer dans le canal. Cette ville avait des airs de performance d'étudiant de première année. Pour achever ce grand brouillon, au bout du regard, jaillissait une montagne écrasante, sorte de Fuji-Yama dont la pointe s'effaçait dans les nuages. Dans un dernier effort, les Pyrénées accouchaient d'un mont, tentative méritoire de contrer le triomphe balnéaire. Rien ne trouvait sa place dans ce triangle des Bermudes.

Au 17 rue des Embruns se dressait potentiellement une « maison d'artiste ». À une époque j'aimais bien visiter ces lieux ; on nous racontait toujours des anecdotes sur l'artiste, ses visiteurs, l'endroit où telle œuvre avait été réalisée, les conditions dans lesquelles la bâtisse avait été acquise. Les ateliers de peintres étaient de loin mes préférés, pour la lumière évidemment, et pour le voyage. J'imaginais une toile face à la verrière, et moi trempatouillant mes pinceaux et réalisant, enfin, ma grande œuvre. Il y avait toujours une poésie, un charme, des tapis plus qu'il n'en fallait, une cheminée où les fins de journée devaient prendre des teintes pourpres. *Que les soleils sont beaux dans les chaudes soirées*. Si seulement j'avais trouvé un atelier à ma mesure, si je n'avais pas eu ce trouble bizarre de la concentration, et si j'avais eu un peu de talent… Mais, je suis expert en art, et si on compte sur moi pour dire si Sandrine Maurin née Stievenard est une artiste, c'est bien parce qu'un jour j'ai eu suffisamment de clairvoyance pour réaliser que je n'en étais pas un. Pourtant, dans l'atelier d'un peintre, les pinceaux me chatouillent toujours, membres fantômes de ma vocation. On visite trop rarement des ateliers, surtout depuis qu'ils sont devenus des duplex hors de prix, avec l'inévitable chambre suspendue au-dessus de la pièce de vie. Il est des endroits où le siècle précédent abdique vite : personne ne résiste à Stéphane Plaza. Il y a d'autres endroits, comme ici, au 17 rue des Embruns, où c'est la vie qui se retire.

La rue compte une vingtaine d'habitations mais véritablement deux maisons : le modèle « petite maison » et le modèle « grande maison ». Les constructeurs devaient aimer les sérigraphies de Warhol. Les perspectives sont rectilignes et monotones, un alignement de toits plats, volets gris, parements en pierre de part et d'autre des portes d'entrée, galets zens, blancs, le long des dalles grises qui mènent aux garages. À chacun ses menuiseries grises et son gazon tuméfié rasant les murs. Copier/coller à l'infini, jusqu'aux deux grandes maisons qui se distinguent par deux fenêtres supplémentaires et un plus grand jardin. Au 17, se trouve une grande maison, aussi triste que les petites, avec juste un peu plus d'orgueil, pour être invivable. On a planté un olivier, taillé à la japonaise, du moins c'est ce que devait penser le jardinier avec ce mariage contre nature entre Méditerranée et Fukushima. On avait dégarni le pauvre arbre et laissé, au bout de ses branches, longues et nues, des sortes de boules de feuilles. Il ressemblait à ces caniches de compétition qu'on rase et à qui on laisse quelques poils mousseux pour finir de les rendre élégants. J'ai cru mourir en traversant cette rue. Plus exactement, j'ai cru que j'étais mort. Une plaque ornait la boîte aux lettres : Christophe Maurin, Expert-Comptable, sa femme Sandrine Maurin, leur fille Mélanie. On aurait dit le début d'un avis de décès. On attendait presque la suite, on se demandait qui était mort, puis on regardait autour et on comprenait que la rue entière était décimée, la vie avait fui, en prévision peut-être du jour où… avec toutes ces usines Seveso…

Déjà le soleil. Les pores de ma peau entamaient le même mouvement que les œufs qu'on casse dans une poêle, une molle et irrésistible dilatation. Je les sentais s'ouvrir et suinter dans une atroce course de lenteur, de transpiration, de sébum, de larmes, de morve. Au soleil le corps devient liquide. Il n'était pas midi mais l'affaire était déjà pliée, je n'allais pas supporter bien longtemps cet endroit. Au 17, personne ne répondait. Mais la voisine du 19, dont la boîte aux lettres affichait un autocollant « voisin vigilant », vigilait. Elle m'apprit que monsieur Maurin n'était pas là, qu'il travaillait beaucoup, et qu'il fallait voir du côté de son bureau, sur la route de la falaise. Elle avait dit ça « sur la route de la falaise » avec un air d'expédition, de grand large. Je me sentais incapable de faire une longue promenade à pied. La raison commandait de rentrer à l'hôtel et de me mettre sous le souffle froid du climatiseur, mais je n'étais absolument pas certain que les chambres de l'El Dorado étaient climatisées. J'ai voulu commander un chauffeur Uber avec mon téléphone. Le plus près pointait à deux cents kilomètres d'ici. Décidément l'endroit résistait au XXIe siècle. J'appelai alors une centrale de réservation de taxis qui m'envoya quinze minutes plus tard une Mercedes noire, rutilante, conduite par un vieux beau.

Sandrine

Il s'appelait Francis Spinetti, client du cabinet depuis des années, il se prétendait corse, sûrement pour se donner un genre d'homme d'honneur trouble, de voyou avec des principes. Je l'ai toujours connu avec des cheveux blancs. De beaux cheveux blancs qu'il devait faire entretenir par un coiffeur aguerri, parce qu'ils ne jaunissaient jamais, ils ne s'excusaient pas. Ils étaient là, blancs, blanc dur, brillant, soyeux, première neige. Il les plaquait en arrière, et, quand il voulait vous séduire, il posait sa main gauche sur sa tempe et passait sa main droite tout doucement de son front jusqu'au sommet du crâne, pour tout ramasser en une masse homogène lustrée. Pendant des années je lui ai chastement tenu sa comptabilité. Il était charmeur mais pas insistant, juste assez pour vous faire comprendre que vous lui plaisiez et que si vous vouliez… Je lui disais de faire attention, qu'il ne déclarait pas assez de chiffre, que ça se voyait. Il tapait tellement dans sa caisse qu'en fin d'année il n'avait plus la moindre idée de ce qu'il avait pris, de ce qu'il aurait fallu laisser et de ce qu'il avait bien pu faire de tout ce liquide. J'étais en confiance avec lui, peut-être que la frontière de l'âge me rassurait, ou alors j'avais inconsciemment déjà franchi cette frontière, au premier jour, et j'attendais juste qu'il m'emmène. Nos préliminaires avaient duré des années.

Mélanie était née. Défaite sur toute la ligne. Cette gosse, son père : le monde se peuplait de Maurin avec ma complicité. À une époque j'étais en vie à Port-l'Annonciade, éprouvant ce trouble quand d'immenses bateaux chargés de marins frayaient le canal. L'onde qui les suivait et léchait les berges. La vibration qui grondait à leur suite sur la chaussée. Les cargaisons, en pleine nuit, les palettes qui claquent, l'impression de mort partout et de vie bouillonnante juste là, avec ces hommes venus de l'inconnu, repartant vers un ailleurs, la tôle géante qui se déplace, les plages immenses mais frêles à la première tempête, la cimenterie, la brume qu'elle crée, qui l'entoure et qui se fige ensuite dans chaque mur redevenu incertain à cause des embruns. Échanges permanents : les cailloux, la mer, les hommes. Toute cette Méditerranée-là transpire la rudesse des marins, le courant du canal, le souffle de la tramontane. Avec le temps, et l'anesthésie du couple, du mariage, de la famille j'y faisais moins attention.

Un jour, je crois que je me sentais mourir, je n'entendais plus le vent, j'aimais presque ce métier, c'était préoccupant. Alors j'ai demandé à Francis Spinetti de m'emmener faire un tour dans son taxi, une belle Mercedes. Il transportait des malades beaucoup plus souvent que des touristes. Il disait « en ce moment j'ai deux dialyses », les affaires allaient bien. Tant que la médecine pourrait maintenir ses passagers en vie il aurait des trajets réguliers vers un grand hôpital. Je lui ai demandé de faire un tour. La Mercedes sentait le cèdre et l'écorce d'orange confite. La peau de Francis Spinetti *Eau sauvage* : citron, romarin, basilic. En repensant à la première fois où on a couché ensemble, j'ai dessiné une nature morte. Il y avait quelque chose de moi dans ce mot. Nature morte. Et j'ai mis beaucoup de Francis Spinetti dans mon dessin. J'ai mis une jarre, avec des oranges, des citrons, du romarin et du basilic. J'ai traversé tout le couloir du cabinet en riant très fort aux plaisanteries de Francis Spinetti. Je suis passée devant chaque bureau. Devant le bureau de Christophe Maurin aussi. L'Expert-Comptable. Le Président de l'Ordre. Le mari. Tout le monde savait très bien ce qui allait se passer, quand je me suis assise dans la Mercedes qui trônait sur le parking, devant le cabinet. Ce rire, une inspiration après une très longue apnée, s'imposait à moi. L'instant d'avant je demandais un duplicata d'une facture à Francis Spinetti. Et au milieu de ma phrase, un réveil : « Sors-moi d'ici. » Lui, imperturbable, il en avait vu d'autres, ou il faisait bien semblant. Il se lève, il me tient la porte du bureau, il dit des plaisanteries dans le couloir. Il a la délicatesse de rendre ça normal. Filer du cabinet comptable de son mari, au milieu de la journée, avec un client, pour aller baiser sur la falaise, là-bas, voir si le vent hurlait encore. Il a choisi la falaise, c'était élégant. Si ça n'avait tenu qu'à moi je crois qu'on l'aurait fait sur le parking. Mais Francis Spinetti est un romantique. Sur la pointe là-haut, le vent imprévisible débarque avec la même violence depuis la mer ou les Corbières. Il vous pousse jusqu'au déséquilibre, emporte les mots prononcés et sature vos oreilles de son souffle étrangement réconfortant. Aucune onde, aucune parole, aucun bruit parasite ne trouble notre baise. Francis Spinetti doit dire des gros mots, ça peut l'exciter, ou des choses tendres, il doit pousser des cris, respirer fort mais je suis coupée de tout ça, je le sens juste en moi, et partout autour, ma peau, mes cheveux, tous mes sens sont occupés par le vent. Sur les hauteurs, à peine cachés par quelques arbres, les pantalons juste baissés, collés l'un à l'autre dans la moiteur rendue supportable par tout cet air, échappés de ce qu'ils appelaient « la civilisation », deux animaux seuls, migrant dans une Mercedes. Face à nous, la mer, et, juste avant, l'eau grise des étangs avec ses alternances de petits îlots. Là, les flamants roses font leurs nids à même la vase, avec un peu de terre. Des petites mottes qui rythment l'étang, lui rendent un semblant de relief ; minuscules terrils où, alternativement, le mâle et la femelle viendront couver l'œuf unique. Un jour, avant l'hiver, ils voleront dans la nuit jusqu'au sud de l'Espagne. Ou alors, c'est le plus vraisemblable, comme la plupart des flamants, ils resteront toute une vie ici, entre les montagnes et la Méditerranée, trop grands pour espérer être de vrais oiseaux, trop ailés pour imaginer être autre chose.

Je portais un pantalon fin et le cuir des sièges me chauffait les cuisses. Francis Spinetti a mis en marche la climatisation. En quelques secondes il faisait frais. Il a juste dit « finitions allemandes ». Il a allumé la radio, il devait écouter RMC ou RTL, une station sur laquelle des gens appelaient pour donner leur avis sur la marche du monde. Ils se sentaient tellement seuls. Ils appelaient la radio et parlaient un peu. Ils avaient la solution à tout. À se demander pourquoi leurs vies étaient tellement ratées. À travers les ondes, un condensé de ces milliards d'appels émis du monde entier. Partout, des gens seuls, dans leurs cuisines, leurs voitures, se décident à lancer un S.O.S, révéler aux autres la Vérité. Crever le silence, appeler, parler un peu, on les écoutera peut-être. Alors ça va tout de suite mieux, tout redevient vaguement supportable. Francis Spinetti a cherché une autre station. Pendant un moment il ne m'a pas parlé, focalisé sur l'autoradio. Quand il a entendu les premières notes de piano, il a juste dit « ah ! », et le temps de rentrer à Port-l'Annonciade, nous avons pu écouter ce piano, de la musique classique, je n'y connais rien et je crois que Francis Spinetti non plus. Mais c'est un romantique, et le piano dans la voiture, après une petite baise, ça lui faisait plaisir. Nous avons longé les étangs à la sortie de la ville. J'ai réalisé que je n'avais pas pris cette route depuis des années, que je ne sortais plus de Port-l'Annonciade. Les flamants jaillissaient du sable, par paquets, imitant les parcs à huîtres un peu plus loin. Ils apportaient une nuance rosée qui ne compléterait le paysage qu'au coucher de soleil, quand, étrangement, les nuages s'étirent de l'églantine au carmin. Leurs deux pattes, immenses tiges, supportaient des corps dodus, dépositaires du rose dans la journée. Nature vivante.

Pascal

Il m'a tendu une carte de visite sur laquelle les majuscules prenaient toute la place : Christophe MAURIN, Expert-Comptable, Président de l'Ordre des Experts-Comptables de l'Aude. Le papier était gaufré, assorti à sa coiffure. Il n'avait pas le temps mais me recevait quand même. Il a prononcé plusieurs phrases incompréhensibles : « On vient à peine de finir la période fiscale mais j'ai beaucoup de décalés ici, avec la saison, vous comprenez. » Je cherche encore le sens de ces mots, ils semblent en désordre. Il m'a fait asseoir dans son bureau, la pièce était anormalement grande. Derrière lui un large poster sur lequel des golgoths souriaient, exhibant des dentiers colorés et des nez écrasés. J'ai pensé aux visages éclatés de Picasso mais j'ai lutté pour ne pas voguer vers *Guernica*. Dans un camaïeu de verts on pouvait lire : « Le cabinet Maurin, Expertise-Comptable, Conseil en Gestion et en Optimisation soutient le RC PLA. » Ici, les gens jouaient encore au rugby. Il promenait ses mains nerveuses sur le plateau en verre de son bureau. Dans un coin, une sculpture en fer très brillant : un avion à hélices survolait un globe. J'ai eu la sensation que, depuis ce bureau au bout du monde, Christophe Maurin se voyait un peu comme cet avion. Physiquement il ressemblait à l'animateur d'une ancienne émission de télévision dont j'ai oublié le nom. Mais sa gestuelle prenait une telle place, cette nervosité qui agitait ses bras, ses épaules qui tressautaient ; il me faisait penser à Nicolas Sarkozy. Il aurait pris la comparaison pour un compliment.

– Comme tout le monde j'ai vu à la télé ce qu'elle a fait, oui. Incompréhensible. Elle a pété les plombs, qu'est-ce que vous voulez que je vous dise ? Un beau jour, il y a deux ans, je me réveille et elle était partie. Sans un mot, ni pour ses clients, ni pour sa fille, ni pour moi et ma mère. En pleine période fiscale. C'est pas sérieux. En pleine période fiscale, pour les clients… Comme si elle avait perdu sa conscience professionnelle. Il a fallu bosser dur derrière, pour garder les clients. Un coup comme ça, vous pensez ! Si vous voulez mon avis, elle a craqué. La pression, dans ce métier, les gens ne se rendent pas compte. On a le calendrier qui nous colle aux fesses. On a des impératifs tout le temps. Et c'est vrai qu'elle, à l'origine, ça n'était pas son truc, la compta. Mais je lui ai payé des formations. Et quand j'ai créé le service social je le lui ai confié. Pour qu'elle ait son truc à elle, vous comprenez ?

Je ne comprenais rien, mais j'aimais bien me prendre pour un enquêteur, j'ai relancé :

– Elle n'était pas comptable de métier ? Vous diriez qu'elle était plutôt une artiste ?

– Oula, non ! Quand même pas. Elle a toujours été un peu spéciale, mais pas non plus… enfin, vous voyez. Non, c'est juste qu'elle était très loin de tout ça. Par exemple, quand j'ai créé le service social, oui, ça c'est drôle, vous allez comprendre. Quand j'ai créé le service social, je lui ai dit : tu pourrais devenir responsable du service social. Et elle a cru que je montais un service d'assistante sociale. Elle croyait qu'on allait faire des demandes de RSA pour les gens du coin. À l'époque c'était RMI d'ailleurs. Vous voyez ? Elle était loin de tout ça. Dans un cabinet d'Expertise-Comptable, le mot « social » n'a pas le même sens. Mais elle, dans son environnement, elle venait du Nord, alors là-bas vous savez ils sont tous dépendants des minima sociaux, elle a cru… Mais elle est intelligente. Elle a bien compris qu'ici le service social c'est l'endroit où précisément… Enfin, les ruptures, vous voyez. On lui a bien montré. Et elle s'en est bien tirée, tous les collaborateurs vous le diront.

Mon expédition dans le Sud virait au fiasco. J'aurais dû écouter le juge Valois, faire quatre recherches sur les dernières tendances en matière de performances artistiques hardcore et voir comment rattacher Sandrine Maurin née Stievenard à la grande clique des artistes qui boivent leur urine ou se clouent les testicules face à un monument historique. Mais il y avait Lucie. J'avais espéré que la distance estomperait sa présence en moi, et que mon enquête serait si passionnante que mon esprit n'aurait pas le temps de penser à elle. L'autre, en face, ne parlait que de lui : « Quand j'ai été élu Président de l'Ordre des Experts-Comptables… », « quand j'ai recruté mon troisième collaborateur… » Il en avait plein la bouche, de ses « collaborateurs ». Étrange, cette façon d'appeler ses salariés. Des collaborateurs. J'étais très loin du monde de l'entreprise et pour moi ce mot sonnait très *old fashioned*, très 1939. Peut-être que dans ce bureau les gens portaient des manteaux trois-quarts en cuir et signaient tous leurs mails avec la formule « un bon Français ».

Christophe Maurin m'expliqua qu'il n'avait pas assisté à la naissance de sa fille parce que l'accouchement avait eu lieu « en pleine période fiscale ». Décidément, cette fameuse période couvrait l'intégralité du calendrier. « On avait dû reprendre tout le stock chez Magnani et fils, la boîte qui vend les pièces détachées pour les poids lourds. J'avais des kilomètres d'à-nouveaux à passer. » Encore une fois ces phrases n'avaient aucun sens mais semblaient justifier que Sandrine Maurin née Stievenard accouche seule dans l'unique clinique du coin, dont la chambre devait certainement offrir une vue imprenable sur la cimenterie. Je cherchais dans ma mémoire des exemples d'artistes ayant vécu avec des crétins du calibre de Christophe Maurin et je n'en trouvais pas. On a peu de cas où l'art et l'expertise comptable se mélangent. Il y a bien eu Pessoa, mais le comptable c'était lui, le petit écrivain portugais moitié puceau, moitié soumis à son patron dans une espèce d'adoration malsaine. Il était à la mode à mon époque. Un prof de l'école des Beaux-arts de Lille m'avait fait lire *Le Livre de l'intranquillité*. Un fouillis incompréhensible qu'il était de bon ton d'avoir dans sa bibliothèque. Est-ce que Sandrine Maurin née Stievenard était une sorte de Pessoa des temps modernes, vivant là, intranquille, le cerveau rongé par des histoires et des hétéronymes plus vivants que la vie elle-même ? On trouverait peut-être chez elle des valises pleines de ses productions clandestines.

– Lui arrivait-il de dessiner ou de peindre ? Auriez-vous retrouvé des dessins d'elle ?

– À une époque elle griffonnait des espèces de natures mortes sur des feuilles de brouillon, au milieu des informations collectées auprès des clients pour préparer les procédures de licenciement. On a une démarche qualité rigoureuse pour utiliser le verso de nos impressions. Pour la planète…

Il a piqué mon attention. J'ai immédiatement visualisé la composition, j'ai vu la poésie, j'ai compris le message, les fruits posés sur une table, les gens qu'on vire, la passivité, l'arrachement à la Nature, la précision tranchante des chiffres, l'affaissement paisible des légumes dans une jarre. Une vocation artistique était née ici, dans ce cabinet d'expertise-comptable, pour la jeune Sandrine Maurin née Stievenard, confrontée à l'imbécillité de son mari et au cynisme de ses clients, alors qu'elle voulait aider les gens à toucher leur RMI. Coincée dans une vie de province, étouffée par les chiffres. Mais l'Art lui bouffait le ventre et jaillissait sur une feuille de brouillon. Une feuille dont le verso était certainement plein de comptes faux, mais qu'on n'avait pas jetée à la poubelle pour économiser le papier, et qui était devenue l'incarnation de l'extrême volatilité de l'empire des chiffres. Une virgule était mal tombée. Le bilan était faux. Mais il restait le témoignage de ces chiffres qu'elle n'avait pas voulu voir disparaître. Au verso elle avait écrit des informations, celles transmises par ses clients, pour préparer des procédures complexifiées dans le seul but de délayer leur inhumanité. Mais l'Art avait jailli. Il y avait eu une nature morte qui avait poussé dans cette sécheresse. Oui, les choses se précisaient. Et oui, je sentais bien que Sandrine Maurin née Stievenard était une artiste. Quelle bonne idée de venir ici ! La chasse allait être longue pour relier ces premières œuvres à sa dernière performance mais l'histoire de l'art était parsemée de traques de ce genre, de Cézanne à Vivian Maier.

– Est-ce que vous pourriez me montrer un de ces dessins ?

– Ah mais on passe tout à la broyeuse. C'est trop compromettant ces documents préparatoires, vous imaginez si on gardait ça. En cas de contrôle Urssaf ou de contrôle fiscal ? Pour nos clients…

Il a ri. Et je ne comprenais toujours rien à ce qu'il racontait, l'autodafeur.

Je n'ai pas eu la force de l'interroger sur les circonstances de sa rencontre avec Sandrine Maurin née Stievenard. Ce type n'avait rien compris à cette femme, il ne me renseignerait que sur une chose : la béance du trou entre eux. Un trou qu'il n'avait d'ailleurs jamais vu et qui un beau jour aurait dû l'aspirer ; le fameux jour où Sandrine Maurin née Stievenard avait plié ses affaires et fichu le camp. Mais ce jour-là Christophe Maurin était préoccupé par ses clients et son métier de bibliothécaire du chiffre, alors ce trou entre eux avait englouti sa femme. Quelque chose d'elle était mort dans ce bureau, un bout de sa personne, de ses espoirs ou de ses convictions. Enterré là, sous le papier broyé et le clapotis des claviers d'ordinateurs. Quelque chose qui ne risquait pas de reprendre, irréparable, quelque chose qu'on laisse derrière soi. Elle avait déjà dû laisser ce genre de tombe quand elle avait quitté le Nord pour Port-l'Annonciade. Parce qu'on ne s'arrache pas à un lieu qui nous a vus grandir sans mourir un peu. Elle avait mis tout un pays entre ces deux points. Celui du départ et celui des espoirs. Et pourtant elle avait fui à nouveau, un matin, en pleine période fiscale, sans jamais revenir, alors que sa fille vivait ici et que les clients de son mari attendaient après elle.

– À quel moment avez-vous signalé sa disparition aux autorités ?

– Mais, elle n'a pas disparu, elle nous a quittés, ses clients, sa fille, moi, et ma mère. J'ai appelé sa mère au bout d'une dizaine de jours, j'ai pensé qu'elle était peut-être retournée là-bas, elle n'y avait jamais remis les pieds mais allez savoir. Sa pauvre mère avait très honte, elle m'a demandé pardon, elle a dit : « Elle gâche toujours tout. »

– Vous avez essayé de la retrouver ? Vous avez entrepris des recherches ? Vous savez où elle était pendant ces deux ans ?

– Je vous l'ai dit, nous étions en pleine période fiscale. Les clients, ma mère étaient très remontés. Sans compter que, pour mon autorité, vis-à-vis de mes collaborateurs… J'avais vraiment d'autres choses à gérer. Je vais peut-être vous choquer, mais j'ai toujours été un libéral, les gens prennent leurs décisions et après ils assument.

– Mais pour votre fille, peut-être…

– Mélanie n'a jamais posé de questions là-dessus. Et maman s'en occupe très bien, comme elle l'a toujours fait. Elle est première de sa classe. Sandrine n'avait aucun instinct maternel, elle était toujours un peu ailleurs.

« Aucun instinct maternel. » J'ai repensé à Barbara Loden dans ce film dont j'ai oublié le nom, entrant en retard au tribunal, empruntée, avec ses bigoudis et sa clope, avançant vers le juge avec sa démarche presque renonçante, jambes en retard sur le reste du corps. Là, sans un regard pour ses enfants, au juge qui lui enjoint de penser à eux, elle répond, toujours avec la tête de biais, bras croisés, quelque part entre le réflexe de protection et l'envie d'en finir : « Ils seront mieux avec lui. » C'est peut-être là que se trouve la vérité de cette femme, dans l'abandon de sa fille, de cette famille qu'elle devait détester. Je l'imagine, flottant sur le dos, portée par la Méditerranée, laissant derrière elle les abysses du monde des Maurin, reprenant sa route initiale au gré des courants.

Les enchaînements de formes de cette structure tubulaire rappelaient les meubles de Marcel Breuer et Charlotte Perriand. Mais les soudures étaient bien plus grossières, on les voyait boursoufler le métal de très loin. Et il n'y avait ni cuir, ni accoudoirs, ni aucune possibilité de s'asseoir dans cet enchevêtrement de barres rendues aveuglantes par le soleil. Depuis le bureau climatisé de Christophe Maurin on percevait la chaleur qui émanait des tubes. Une onde déformante rendait l'ensemble flou, comme un mirage. Tout n'était que cages emboîtant d'autres cages, elles-mêmes surplombées d'autres cages, d'où jaillissait, au sommet, une longue tige en fer. Ça ne pouvait pas être une sculpture d'art contemporain parce qu'il y avait trop de travail. Les artistes aiment bien s'amuser à jouer au prolétaire mais leur capacité à travailler ne prend jamais le pas sur leur sens de l'humour. Trois ou quatre soudures, le temps de se chauffer un peu les doigts et de cultiver quelques ampoules, mais jamais une construction aussi complexe. On sentait la production industrielle, les découpes à la chaîne, les fixations à la grue. Et puis quel artiste serait venu installer une sculpture sur le toit d'un cabinet d'expertise-comptable à Port-l'Annonciade ? Christophe Maurin a mis fin à mes interrogations.

– C'est le plus gros modèle, et le loyer me rembourse mon crédit. On a le meilleur réseau de tout le secteur. On exporte nos liasses en deux secondes maximum. Surtout, on est toujours joignables pour nos clients, parce qu'ici, avant, pour capter, pas évident.

Les mots sonnaient bien comme du français, mais, mis bout à bout, ils ne voulaient strictement rien dire. Heureusement, il a rajouté : Antenne relais. Pour votre téléphone. On ne peut plus vivre sans ces machines.

Il m'a raccompagné jusqu'à la sortie. Je sentais bien qu'il me faisait un grand honneur. De ceux qu'il ne réservait qu'à ses clients. Il a tenu la porte en m'enjoignant à l'appeler « pour toute précision complémentaire ». Mon taxi attendait sur le parking. Le vieux beau m'a dit :

– Vous avez rencontré monsieur Maurin ? Ce n'est pas un mauvais mec, le pauvre. Sa femme m'a fait la compta pendant des années. Elle était sympa, elle. Mais elle n'est plus là. Il paraît qu'un jour elle a pris un camion et qu'elle est partie vivre dans une communauté ou quelque chose de ce genre. À Amélie-les-Eaux.

Il a prononcé ces mots le regard fixé vers l'immense montagne dominant la ville, comme si, professionnel habitué à se repérer où qu'il aille, il pouvait précisément localiser Sandrine Maurin née Stievenard à des centaines de kilomètres, point perdu dans les contreforts du Canigou.

Sandrine

J'ai racheté son vieux camion Iveco à Frédéric, un client, maçon, gentil, pas futé. Je l'avais convaincu de me le réaménager en camping-car et il l'avait fait, avec des restes de ses chantiers. L'isolation était bonne, l'intérieur sentait le bois fraîchement coupé, c'était agréable, sommaire, mais suffisant pour caser un matelas, une petite table. Pour l'eau je me débrouillerais. Frédéric avait un regard de labrador abandonné. Il s'abrutissait au travail et n'avait pas vu la cinquantaine approcher. Il paraissait quinze ans de plus : genoux éclatés, dos incliné à trente degrés en permanence, épaule droite bloquée. J'aurais pu avoir son camion pour rien, et même les aménagements. Je le connaissais, je savais ce qu'il voulait. Mais j'ai voulu le payer, un peu. J'ai récupéré le camion chez lui, il restait naïvement assis sur le coin du matelas, je n'ai pas eu envie de coucher avec lui parce qu'il ne me plaisait vraiment pas, mais je voulais lui faire plaisir. Je l'ai branlé. Rapidement. En s'essuyant avec un kleenex il m'a demandé si on allait se revoir.

J'ai roulé sur cette route bizarre au milieu des étangs immobiles, je m'extirpais de ces sables mouvants : Maurin, Mélanie, cabinet, antenne relais. Le vent heurtait le camion par les côtés, des rafales courtes qui me faisaient zigzaguer, comme s'il tentait, lui, de me retenir. Étrange route nationale. Il y avait des putes qui attendaient dans la terre sèche, sur les bas-côtés. Elles ne faisaient pas le trottoir, il n'y en avait pas. L'ambiance était beaucoup plus nature et découverte. Elles posaient une table et une chaise de camping dans les dégagements à l'entrée des vignes et attendaient là. Le client s'enfonçait dans le petit chemin, la fille montait, ils allaient juste un peu plus loin et c'était fait. Les types soucieux de leur hygiène balançaient la capote usagée au milieu des raisins, les autres devaient jouir sur les fauteuils de leur voiture, ou dans la fille. On ne sait jamais vraiment comment ça se passe, dans les détails. Sont-ils vraiment satisfaits quand ils jouissent ? Ou est-ce que ce verbe est traître ? La plupart de mes clients avaient leurs habitudes. Quand un chantier était plus rentable, qu'on avait facturé plus fort un client, le bénéfice était immédiatement réinvesti dans la chatte d'une de ces pauvres filles qui attendaient le long de la route nationale une ascension sociale vers l'Espagne et ses immenses bordels. Drôle d'endroit. Des stations-service surdimensionnées, posées là comme un adolescent perdu dans une cour de récréation de maternelle. Des tracteurs qui roulent à deux à l'heure et des pick-up singeant l'Amérique, doublant à des vitesses folles, une urgence, ou plus certainement la seule façon de vérifier qu'on est encore vivant. Faire rugir les moteurs. Brûler du gasoil. Freiner brusquement. Décharger dans du plastique. Et retourner vers le port. Ici le vent avait tout dessiné. Il hurlait. Les gens, les arbres, le moindre ruisseau, la façon même dont on avait aménagé l'espace, avec les maisons blotties sur les contreforts des Corbières finissantes. Tout n'était qu'arasement. Et puis Port-l'Annonciade, dressée face à la tramontane, plaine vaste où le souffle se déployait, gonflait, bondissait sur les murs, sifflait sur les cheminées des usines, crachait à la gueule des bateaux, les faisait danser en mer pour mieux les amadouer vers le port. Alors comme le reste, les pick-up, les putes, les vignes, les flamants roses, les barils de pétrole, les sacs de ciment, les taxis, les stations-service, les éoliennes, ils étaient aspirés là et prenaient place dans cette étrange composition qui n'attendait qu'eux. Parfois, un type venant du bout du monde a une révélation et pose ses bagages, comme celui qui fait la manche sur la promenade bordant la plage. On peut l'entendre chanter dans une langue inconnue des chansons qui doivent parler d'amour, tenant un micro comme un chanteur de variété déchu, ensablé au bord de la mer. Les notes sont crachotées par des enceintes grésillantes. Il caresse son chien et regarde vers le large, en racontant aux touristes ses histoires qui ont l'air tristes mais que personne ne comprend.

Moi aussi, j'avais échoué ici. Le vent tentait de me ramener vers le port, comme il l'avait toujours fait, mais j'accélérais sur la route pour essayer, peut-être une dernière fois, ailleurs. L'antenne relais avait rapporté les ondes qui dépassaient les usines forteresses, la mer et tout ce qui m'abritait dans ce nid où j'aurais dû mourir. Des milliards de chuchotements convergeaient vers moi sans que le vent ne brouille le signal. Des voix sans cesse, qui pénètrent et diffusent sur tous les tons, dans toutes les langues un même message : reste ici. Tant que j'avais quelques forces, il fallait fuir. Ne pas me laisser vider de toute ma substance sous l'œil rieur des Maurin. Briser ce qui s'intercalait entre ma volonté et mes gestes, les ondes, les murmurations. M'extirper de l'aigreur, j'y baignais jusqu'au cou. Mes forces fuyaient. Bientôt la noyade. Il aurait fallu couper le jus de cette antenne, pour voir si tout rentrait dans l'ordre. Mais Christophe Maurin me soutenait que tout ça, c'était dans ma tête, que pour le moment elle n'était pas vraiment connectée, ou du moins pas dans sa pleine puissance. Qu'est-ce qu'il en savait lui, l'Expert en tout ? Et là, Frédéric, et son camion à vendre. Pas besoin de réfléchir. En quittant Port-l'Annonciade, dans l'entrelacs des étangs tordant la route, le camion m'avait rendu mon adolescence, nos départs en cachette, la nuit, pour filer vers les boîtes belges, le long de la RN 50, La Pergola, Le Cap'tain, et cette musique tonitruante, vague d'acier qui nous emportait tous, pour nous obliger à être vivants. Je touchais à nouveau ce point de bascule où l'excitation prend le pas sur l'angoisse, où l'imagination épouse les kilomètres, où, tant qu'on n'a pas parcouru le chemin du retour, tout reste possible.

J'ai roulé. Avec le Canigou face à moi. Énorme. Une pièce d'origami disproportionnée, posée dans mon champ de vision, éclipsant le ciel et l'horizon. J'ai roulé. Sur cette piste entre étangs et mer où tout se mélange. Des oiseaux migrateurs survolaient le camion pour se poser quelques mètres plus loin, dans une réserve. J'ai roulé. Finalement pas si longtemps, une demi-heure peut-être. Et toujours face à moi, la masse ferreuse du Canigou où, disait-on, les appareils de vol des avions perdent leur signal. Je zigzaguais parmi les voitures, les gens pressés, les piétons, les vélos, toute cette gangue de la première grande ville sur mon trajet. Ce n'était pas encore l'Espagne mais c'était déjà le bordel. J'ai bien vu que je dépassais ce qui devait être une prison. On pouvait difficilement la louper. Immense bunker de béton avec ses miradors, astucieusement placée au bord de la route, pour la beauté du décor. Afin de s'assurer que personne ne la manquerait, on avait dressé un peu partout des filets métalliques sur une trentaine de mètres de haut, toile d'araignée verticale d'où partaient d'autres câbles. Comme c'est triste ce tas de ciment serti de barbelés. Je gardais le Canigou en ligne de mire. Je l'ai vu, lui, sur le bord de la route, se déplaçant en marche arrière, face à moi, reculant, portant une pancarte sur laquelle je ne lisais rien. Une pancarte vide à laquelle s'accrochait une grande carcasse voûtée. J'étais enfin seule, depuis moins d'une heure, et pourtant en voyant cette silhouette luttant pour se tenir, pour ne pas complètement abandonner une puissance évanouie, j'ai garé le camion.

Tonio

Ce qui s'est passé pour moi, là-bas, je n'en parlerai à personne. Les gens s'imaginent des choses, avec les séries américaines, et même si on avait les bons mots ils ne comprendraient pas. Le bruit. Rien que ça, pour l'expliquer... Il faudrait des mots compliqués. Je ne sais même pas s'il en existe de bons. Leur faire passer une nuit là-dedans. Et encore, il faudrait qu'ils arrivent à imaginer les sept cent trois nuits qui suivent. Tout ce qu'on abandonne nuit après nuit pour tenir. Tout ce qu'on déconnecte et qui ne se rebranchera plus jamais. Non, je n'en parlerai à personne.

J'aurais pu lui dire pour la bagarre avec les videurs. Pas glorieux, mais j'assume. J'ai payé assez cher pour ça. Je n'aurais pas voulu qu'elle imagine un truc dégueulasse, un viol ou quelque chose de ce genre. Mais elle ne m'a posé aucune question. Est-ce qu'elle a pensé que le type qui dormait avec elle dans son petit camion était un violeur ou un truc dégueulasse du genre ? Elle n'avait pas besoin qu'on parle. Elle savait. Elle n'écoute jamais la radio, elle n'a pas de téléphone, elle ne fait que regarder les arbres et se promener. Comment savait-elle ? Peut-être qu'elle imaginait. Elle m'a pris en stop, alors que je sortais de là-bas. Quelle femme dans ce monde prendrait en stop un type qui longe une prison ? Mais Sandrine, elle l'a fait. Sans me poser la moindre question. Elle n'est pas folle. Elle est un peu bizarre, mais pas folle. Et je dis ça, pas pour être désagréable, c'est juste bizarre, quand on est une belle femme comme elle, intelligente et tout, de venir se perdre là-bas.

Sandrine

Chaque matin, Christophe Maurin lisait *Midi libre* et, surtout, analysait dans le détail les avis de décès. Ligne à ligne, parent en deuil par parent en deuil, cherchant à débusquer au milieu des formules de circonstance la trace de clients qui auraient perdu un proche. Quand enfin il en trouvait un, il exultait.

« Pierre Garrigues, Évelyne Garrigues née Cassagnes, sa femme,

Romain, Marina et Julien, ses enfants,

Constance, Lilou, Timéo, Dan, ses petits-enfants,

Annie Rodriguez née Garrigues, André Rodriguez, son mari,

Stéphanie et Mathieu, ses enfants

Ont la douleur de vous faire part du décès soudain de leur très chère

Paulette Garrigues, née Ambrosio,

dite Francine,

à l'âge de 101 ans.

Les obsèques seront célébrées en l'église Saint-Jacques, le 15 décembre à 10 heures. »

C'était un jeu de piste : « Mathieu Rodriguez c'est le jeune zingueur dont on vient de prendre la compta, non ? Et Pierre Garrigues c'est celui qui a le garage vers Leclerc, non ? C'est son oncle ? Je ne savais pas qu'ils étaient en famille. Je vais faire un petit mot à chacun. Il faut que je me note dans l'agenda de passer à la morgue signer le carnet de condoléances. » Pour un expert-comptable, la mort d'un membre de la famille d'un client est un enjeu commercial à ne pas négliger.

Un jour, dans le journal abandonné sur la table basse du salon, il y avait un article, illustré par une large photo d'une femme dans une caravane, avec du papier aluminium autour de la tête. Elle se disait « électrosensible ». Le journaliste s'était bien amusé. Il y mettait un vernis scientifique pour donner l'apparence du sérieux, mais cette femme était présentée, entre les lignes, comme une folle. Le propos était complété par le témoignage de responsables d'un gîte perdu au milieu de la forêt qui proposaient des hébergements sans connexion internet ni accès au téléphone, pas pour les électrosensibles dont on comprenait bien qu'eux aussi les prenaient pour de gentils mabouls, mais plutôt pour les cadres qui voudraient décompresser et qui ne connaîtraient pas l'existence de la fonction « off » sur leur téléphone. Enfin, une association d'électrosensibles exposait un projet auquel personne ne croyait trop : faire de cette zone un espace interdit aux ondes, une zone blanche volontaire. Le maire faisait savoir qu'il n'y était pas opposé, mais que tout ça allait en contradiction avec le plan du gouvernement pour la couverture par la fibre de 100 % du territoire.

Il rappelait que ses administrés attendaient le très haut débit et n'entendaient pas rester aux portes du XXIe siècle. Mais qu'il faudrait en discuter. On sentait le type déterminé à ne prendre aucune décision. J'ai gardé tout ça dans un coin de ma tête et je me suis dit qu'un jour, si je devais partir, j'irais voir là-bas à quoi ressemblait la vie, loin des ondes.

Les corneilles

Le soir, elles se retrouvaient devant le pavillon des parents Stievenard, elles s'asseyaient sur le trottoir, juste devant le seuil, tournant le dos à la porte d'entrée, quatre sentinelles en poste. Elles allumaient quelques bougies et restaient là toute la nuit, échangeant de rares mots, concentrées sur une mission que les voisins peinaient à comprendre. Madame Sikora, qui habitait juste à côté, avait dit aux parents de Sandrine : « C'est vrai qu'elles ne font rien de mal, mais elles me font un peu peur, ces filles qui se regroupent devant chez vous tous les soirs. Vous devriez les chasser, elles vont nous attirer des problèmes. Déjà que… » Elle n'avait pas fini sa phrase mais tout le monde comprenait qu'elle évoquait la présence de Sandrine, la Sharon Stone du Louvre-Lens, qui avait fait rappliquer les journalistes ici et qui, adolescente, ne pouvait pas s'empêcher de se faire remarquer. Madame Sikora l'avait bien dit à son mari : « Avec celle-là, ils n'ont pas fini d'avoir des problèmes », le mari acquiesçait tout en reluquant la paire de fesses de la gamine. Il avait fallu attendre plus de vingt ans, mais les problèmes étaient bien arrivés, et madame Sikora, postée au même endroit, avait triomphé : « Je l'ai toujours dit, elle n'a jamais su se tenir cette fille, déjà petite… », et son mari, bien d'accord, écartait un peu plus le rideau pour mater enfin ce cul dont les années avaient parachevé la courbe.

Garance, Lucie, Léa et Rose sentaient l'hostilité du voisinage, elles s'en nourrissaient. Peut-être auraient-elles aimé que Sandrine fasse un geste, depuis sa fenêtre, ou vienne les voir. Mais qui pouvait dire ce qu'était la vie de Sandrine, revenue de son périple en pleine nature pour regagner sa chambre d'adolescente ? Avait-elle seulement envie de voir quelqu'un ?

« C'est fou comme elle ressemble à Wanda, vous ne trouvez pas ? Physiquement, cette coupe de cheveux, mais aussi toute son histoire, et même le paysage ici, celui de son enfance, c'est comme dans le film, au début, quand elle marche au milieu des camions, sur les gravats de la mine de charbon. » Personne n'a répondu à Lucie alors, pour ne pas laisser un malaise s'installer, Rose a proposé de recevoir tout le monde chez elle. « Les petits sont couchés, j'habite juste là derrière. » Elle montrait des bâtiments plus récents, ceux qu'on avait construits à la fermeture de la mine, à la place des baraques en bois des mineurs marocains dont il avait fallu effacer l'histoire. Rose, caissière à Aldi, mère de Léandra et Hugho vivait là. Elle dormait sur le clic-clac, elle avait laissé sa chambre aux « petits ». Une fois par mois, quand leur père n'oubliait pas de venir les prendre, elle renouait pour une nuit avec le luxe d'une chambre fermée. Le reste du temps, elle dormait dans le minuscule salon, salle à manger, chambre, cuisine ouverte (nom pompeux pour évoquer l'évier et les plaques de cuisson collées contre un mur, dans une pièce qui n'avait ni la taille d'une cuisine ni la taille d'un salon). Garance, Rose et Lucie avaient pu s'asseoir sur le canapé. Léa, par terre, se dévoilait. Dans la pièce, à l'abri des voisins, serrées les unes aux autres, une confiance s'installait et pour la première fois, alors qu'elles se retrouvaient tous les soirs depuis plusieurs jours, elles allaient se parler. « On collait des affiches dans les rues de Roubaix avec des copines. On préparait nos messages, une feuille A4 pour une lettre, et ensuite on partait dans la nuit pour les afficher. Des messages politiques, féministes, avec des trucs factuels sur les violences faites aux femmes, les féminicides, la culture du viol. On réfléchissait beaucoup à ce qu'on devait dire ou pas, à ce qui était efficace, provocateur, contre-productif. On mettait juste des affiches, on ne taguait pas, la pluie nous faisait disparaître. Pourtant ce qu'on faisait était insupportable pour la plupart de gens. Des filles, la nuit, qui marchent ensemble et reprennent l'espace public, sans y voir un lieu d'agression potentielle. En faire un lieu d'expression pour nous, rien que pour nous… On se faisait insulter, menacer. J'aimais bien cette hostilité. Au moment où on le faisait, au moment où on collait notre message, sentir la haine qu'on provoquait avec ces petits papiers, c'était puissant. Après, le message ne restait que quelques jours, le plus important c'était l'acte. J'ai pensé à coller des messages de soutien à Sandrine, on pourrait en mettre dans tout son quartier, autour du musée, et jusqu'au stade surtout, ce serait beaucoup vu. » Une discussion a démarré, Lucie, la professeure de français a suggéré quelques idées, dont la rédaction d'un tract qui pourrait être distribué en complément. Rose en glisserait dans les paniers de courses. Léa mobiliserait la fac. Si Garance n'avait pas été là ce soir, leur élan aurait pris l'allure de tous les autres mouvements de protestation qu'on oublie avant même de bien en avoir saisi le sens. Alors que se mettaient en place les ateliers de production, de distribution, de collage, elle a interpellé Léa :

– Tu penses que ça a porté dans l'opinion, tes affiches ? Tu n'as pas l'impression qu'ils ont trouvé que vous aviez fait une sympathique colonie de vacances et qu'il fallait maintenant revenir aux choses sérieuses, c'est-à-dire à leur putain de sommeil éternel ?

Garance avait un talent rare, celui de dire les choses très directement, avec une sécheresse inouïe, sans vraiment blesser son interlocuteur.

– Si je fais le bilan, ça m'a émancipée, ça m'a permis de m'approprier des espaces que je croyais interdits. Oui, ça m'a rendue plus forte. Pour le reste du monde, je suis de ton avis, au mieux ils avaient de la sympathie pour nous, mais on n'a pas empêché une seule femme de se faire tuer par son mec, si c'est ce que tu veux dire.

– Je vais plus loin que ça. Bien sûr que tu n'empêches pas les meurtres quand tu fais du militantisme, mais je crois même que tu n'empêches rien du tout quand tu passes un message en étant pacifiste. J'ai vu vos affiches, ça m'a fait plaisir, je me suis dit que quelque chose germait, mais pour moi c'était juste un début votre truc. Une façon comme tu disais de se galvaniser. J'espérais que vous iriez plus loin ensuite, qu'une fois remontées vous auriez un geste vraiment révolutionnaire. Finalement vous avez fait des manifestations, des rassemblements, tout ce qu'on a toujours fait, qui amuse les bourgeois mais qui ne les choque pas assez pour que jamais ils n'oublient. Sandrine a eu le courage insensé de s'attaquer à l'éternité. Elle a fissuré le temps. Quatre siècles qu'ils se branlent sur Rembrandt. Quatre siècles qu'ils veillent sur lui tandis qu'ils détruisent tout le reste. Mais ça, non, c'est sacré ! C'est leur truc de bourges. Touchez aux femmes, aux enfants, à la nature, aux minorités, aux emplois, aux racisés, aux océans, aux LGBTQIA+, aux oiseaux MAIS, pendant quatre putains de siècles : on ne touche pas à Rembrandt. Des rois, aux nazis, aux Républiques, un consensus : pas touche. Je me dis que si Sandrine avait distribué des tracts pour faire passer son message, nous quatre, on ne les aurait pas vus, on n'aurait rien compris, on serait encore perdues chacune de notre côté. Et si on est là depuis tous ces soirs, si on se retrouve alors qu'on n'a pas grand-chose en commun, c'est peut-être pour faire un peu plus qu'une nouvelle colonie militante. Je crois qu'on lui doit ça à Sandrine. Faire en sorte que son geste soit plus qu'un fait divers, que ce soit un manifeste, une déclaration de guerre, le début des hostilités.

2.
SEULE

Tonio

Ici c'est la montagne triste. Un peu plus haut ça bouge, les stations de ski ; un peu plus bas, la ville, les bars, la plage. Mais là, entre les deux… Elle tenait à venir là. Elle m'a dit : « Je vais à Amélie-les-Eaux, si ça te dit. » Moi je n'avais jamais entendu ce nom mais je n'allais pas faire le difficile. Il y avait l'humidité, le froid, dans ce petit camion, mais j'étais bien avec Sandrine. Tous les deux, à portée de vue, sans trop se parler mais jamais bien loin. On marchait dans la forêt, elle, toujours l'air un peu ailleurs. Moi n'osant pas trop commenter, je marche à côté, je crois qu'elle aime bien ma compagnie, qu'elle aime me savoir là. Je me sens à ma place, loin de tout, à côté d'elle. De temps en temps elle m'envoie faire des courses. Elle ne veut plus aller en ville. Elle ne veut plus voir les gens, ni leur monde. Ça lui file des maux de tête. Elle veut rester dans la forêt, à portée de son camion, à surveiller les arbres. Je rapporte des provisions. On mange peu. On boit beaucoup de thé. Je sens sur mes dents une légère couche se former. J'ai vu les tasses brunir, elle me dit que c'est la théine qui teinte la porcelaine. Et j'ai l'impression qu'à force de me nourrir de thé, mes dents sont recouvertes de cette espèce de voile. J'ai toujours eu de l'appétit. Je devais me surveiller parce qu'au centre de formation ils n'aimaient pas ça, les types qui faisaient du gras. Tu prenais deux kilos on te traitait de gros lard, les entraîneurs étaient sur ton dos et à la première occasion tu dégageais. Alors je suivais le régime du diététicien et des préparateurs. Mais instinctivement j'aurais avalé trois steaks et des frites chaque jour de ma vie. Quand le week-end je retournais à la maison, c'était compliqué de faire comprendre tout ça à mon père. Il disait toujours : « Un bon bifteck, un bifteck de bonhomme. » Et mes frères piquaient dans le plat les énormes tranches que ma mère faisait poêler dans un bain d'huile d'arachide. Je me surveillais, mais je n'ai jamais connu la faim. La privation, oui, renoncer aux Mars et à la plupart des sucreries, mais la faim, avant de rencontrer Sandrine, je ne connaissais pas. On peut rester plusieurs jours sans avaler autre chose que son thé. Elle le prépare sur le réchaud, moi j'y ajoute du sucre, pas elle. Elle met ses mains autour de sa tasse comme si c'était très précieux. Pendant des heures elle est là, assise sur sa chaise pliante, accrochée à sa tasse, au milieu de la forêt, l'air absorbé. Moi je sens mon ventre se creuser, mes cuisses fondre, mes bras dégonfler. Là-bas, quand j'étais enfermé, je n'ai pas arrêté de faire du sport. Pour les tournois de foot, tout le monde me voulait dans son équipe. Là je découvre la faim. Bizarrement, ça n'est pas désagréable. Il y a un cap à passer, celui où tu imagines de la nourriture. Il faut comprendre qu'elle n'arrivera pas, qu'elle est peut-être là, mais qu'elle ne va pas arriver. On lutte un peu. Ensuite la tête devient légère. Il y a une pesanteur dans le ventre, et tout ton corps se rappelle à toi.

Chaque mouvement a cette pesanteur. Chaque mouvement coûte. La faim surligne chaque organe. Il n'y a qu'en marchant qu'on perd un peu cette sensation, à cause du mouvement automatique des jambes, le côté mécanique du déplacement. Mais chaque arrêt est un retour au corps. Quand on absorbe le thé, on le sent circuler dans chaque centimètre de notre bouche, puis couler dans la gorge, on pourrait suivre mentalement la descente. Centimètre par centimètre. Chaque organe se réchauffe, chaque cellule se reconnecte. Il y a un moment comme ça, d'alignement parfait où on est à nouveau propriétaire de chaque recoin de son organisme. Le soir on dort sur le petit matelas dans le camion. Elle avait pensé y dormir seule. Alors je me colle autant que possible à la paroi pour lui laisser toute la place. Et parfois je sens sa main, froide, qui me cherche, dans la nuit. Et son corps doux et timide, qui vient s'accrocher à mon torse. Alors je sais qu'elle veut. Et on le fait là, dans le noir total, sur ce tout petit matelas, en devinant du bout des doigts le corps de l'autre, ses mouvements, ses attentes. Sans parler. Dans le silence de la nuit, on n'est que des souffles, des frottements de peaux, quelque chose cède, chez elle comme chez moi, quelque chose enfoui, loin, depuis longtemps, qui se libère là, quand elle s'accroche à mon torse et que, dans le noir, on finit par ne plus situer l'espace, on se tient à l'autre, pour ne pas tomber, on se tient à l'autre, pour qu'il reste éternellement en nous, avec nous.

Pascal

Je n'avais pas été convaincu par la découverte de la Méditerranée laborieuse de Port-l'Annonciade ; en traversant Amélie-les-Eaux je me noyais dans un immense plat de macédoine en boîte. À une époque ça se faisait d'en servir aux invités, et ça se faisait également, de venir à Amélie-les-Eaux. Triste période où le salut des humains passerait, pensait-on, par les cures thermales et l'ingestion de boîtes de légumes pâteux. Depuis, je me méfie de tout ce qui est présenté comme « bon pour la santé ». Amélie-les-Eaux avait une allure de ville bonne pour la santé, une ville où la vie est très longue, presque éternelle, bercée par le néant et menacée par rien, un avant-goût du paradis chrétien. Interdiction d'entrer pour Cézanne et Jim Morrison ; lors de la braderie on diffusait dans les rues des chansons de Vianney.

Au milieu de la rue principale, j'ai cherché dans le vide le poignet de Lucie. Elle avait pris ma main, sur la Grand'Place, dans l'agitation des fêtes de Noël, au milieu des familles faisant leurs achats, de l'odeur des gaufres, de la buée qui émanait de tous ces corps agglutinés parmi lesquels nous tentions d'avancer. Là, elle s'est tournée vers moi, elle a souri, pour la première fois depuis des siècles j'ai souri à mon tour, et l'instant d'après, j'ai senti sa main, glacée et douce, prendre la mienne, pataude, et m'attirer dans la nuée. À cet instant j'aurais voulu fendre une foule d'un milliard de personnes et arriver n'importe où, pourvu qu'on se dise que nous ne ferions pas le chemin en arrière et que nous resterions là, loin des autres, juste tous les deux. Si seulement Lucie était là, je trouverais même du charme à cette ville. Nous aurions pu nous arrêter pour boire un verre en terrasse, et nous aurions ri de tous ces vieux, avec leur teint de saucisson brioché, qui déambulent entre deux bains bouillonnants, chasseurs d'éternité en zone neutre. Elle me parlerait d'un roman obscur avec une histoire qui se déroulerait dans une ambiance similaire, un truc russe, un auteur que la postérité aurait oublié. Elle avait ce snobisme de la littérature de niche. J'avais mis un peu de temps à le comprendre. Elle m'avait abordé avec Zola, alors, croyant lui plaire, j'avais tout lu sur lui. Pas ses romans évidemment, mais au moins les notes biographiques de Wikipédia. Je devais en faire un peu trop parce qu'un jour elle m'a dit : « Tu sais, je t'ai proposé de travailler sur *L'Œuvre* parce que je vais être inspectée cette année et je sais qu'ils aiment ces trucs de transversalité, c'est la grande mode. Avec le film on est à peu près sûrs que les élèves comprendront de quoi on parle sans lire le livre. Mais vraiment, Zola, je n'ai rien lu en dehors des textes obligatoires pour le Capes. Pour Cézanne, il avait vu juste avant tout le monde, mais pour la littérature, je préfère cent fois Pierre Michon. » J'avais alors plongé sans retenue dans les œuvres de Pierre Michon, allant au-delà de Wikipédia que j'avais trouvé un peu lapidaire. C'était certainement très beau mais en refermant ses livres, en dehors d'un grand soulagement, je ne ressentais rien. J'étais dans un état proche de celui des poissons condamnés à remonter éternellement les torrents. Je revenais sans cesse au début de la phrase, trois pages plus tôt, et j'essayais, avec un crayon à papier, de la redécouper pour ne pas perdre de vue le sujet, mais la phrase filait, puissante, chargée de syllabes soigneusement choisies, elle m'emportait, jusqu'au moment où elle me perdait encore et m'obligeait à remonter à nouveau les pages, frôlant sans cesse la noyade. Les lecteurs de Pierre Michon sont des saumons de compétition.

J'aurais tant aimé avoir la grâce d'Egon Schiele. Dans ce bled, plus que n'importe où ailleurs, elle me faisait défaut. Il aurait su, lui, transcender tout ça. D'ailleurs, l'architecture du lieu évoquait Krumau, ce village qu'il avait souvent peint, ceinturé par une route, par un cours d'eau, et encastré dans la montagne. Il devait y avoir la même grisaille légère, le même ennui tiède, le même sentiment d'isolement. Et pourtant Egon Schiele, à vingt-quatre ans, quatre ans avant de mourir, dessine tout ça : la grisaille, l'ennui, l'isolement, avec des contours d'une telle humanité… Je ne veux pas parler de bonté ou d'amour du prochain, je parle d'humanité, de ce qu'il y a de plus intrinsèquement humain, de l'apparent tremblement de la ligne qui retranscrit à la perfection l'irrégularité des rigoles le long des toits, de ce trait disgracieux si on le considère seul, mais complètement harmonieux quand il s'ajoute à tous les autres, tous ces traits un peu tordus, avec lesquels il dessine les courbes des corps et les cheminées des maisons. Comme les fausses notes font des symphonies chez lui. Et cette couleur, enfantine bien avant les naïfs et les cubistes, mélange de marron et de beige, grosse pâte étalée au pinceau épais, écho du désespoir environnant, tout à coup disparaissant sur le reste des façades, mises à nu, esquisses abandonnées et pourtant représentation définitive. Parfaite. J'étais projeté dans un autre Krumau, mais je n'étais pas Egon Schiele. À vingt-quatre ans, élève appliqué, j'étudiais aux Beaux-arts de Lille et déjà, je ne savais pas transcender.

Je n'aurais jamais cru qu'il existe encore des curistes dans le monde. Je pensais l'espèce disparue avec Pompidou et les Trente Glorieuses. Il devait s'agir d'une poche de résistance. Ils étaient nombreux ici, et profitaient de l'endroit avec l'assurance de ceux qui se sentent chez eux, majoritaires et habitués. Ça se baladait dans les boutiques avec des bâtons de marche, ça portait des polaires Quechua en plein été, ça ne quittait jamais ses lunettes Vuarnet, ça s'envoyait des tisanes en terrasse. Ils devaient tous être debout avant cinq heures du matin, piaffant d'impatience en attendant que la salle du petit déjeuner de l'hôtel ouvre, ensuite nouvelle bousculade dans les vestiaires pour aller se faire bouillir la peau, ou pour des gargarismes et quelques passages d'eau soufrée par des pipettes. Vers dix heures la journée était finie et il fallait éloigner l'ennui. On ferait alors une petite promenade dans les bois hostiles qui encadrent la ville, et on passerait à la maison de la presse acheter le journal local qui parlerait des affaires d'ici et des gens d'ici. En début de séjour on irait au syndicat d'initiative, sans même remarquer l'oxymore, et on regarderait les festivités prévues en pestant contre tout ce qui se faisait après vingt heures, parce que ça fait tard et qu'il faut se reposer, on est là pour ça.

Le syndicat d'initiative évoquait l'espace audiovisuel de Conforama. Il y avait des écrans partout, exhibant des gens souriant outrageusement tandis qu'ils nageaient, se faisaient masser au jet d'eau ou s'asseyaient élégamment dans un jacuzzi. On avait fait appel à des mannequins, les acteurs ne ressemblaient pas aux curistes, mais, rien d'écrasant non plus, rien de trop sexy, ni de trop complexant. La vie en un peu mieux, des dents mieux alignées, des cheveux un peu plus fournis, mais un peu de ventre, un peu de cuisse quand même. Il y avait donc de vraies carrières pour les mannequins Damart, en dehors des photos du catalogue de la marque. Il leur arrivait vraiment de tourner des films. Je me suis demandé si le tournage avait dégénéré, une fois que tout le monde se connaissait, et qu'on avait passé des journées entières côte à côte, en peignoir. Est-ce que, comme dans les films normaux, le personnage principal de la scène de nage sportive dans la piscine s'envoyait la jolie brune qui s'extasiait sur la table de massage à la boue ? Si c'était le cas ils n'avaient pas pu baiser ici, j'en avais la certitude, l'endroit avait des reflets de castration chimique. Ils avaient dû prendre la voiture pour ça, aller n'importe où mais sortir d'ici. Sur l'écran derrière moi, la jolie brune s'éclaboussait le visage à l'eau soufrée. La dame du syndicat d'initiative m'a dit :

– Si vous voulez la moindre information, touchez les écrans, vous aurez tout le programme de nos animations.

J'ai eu un haut-le-cœur, toucher ces écrans… Je visualisais les curistes avec leurs doigts manucurés, toucher l'écran où la jolie brune rejouait une éjaculation faciale à l'eau miraculeuse d'Amélie-les-Eaux. Je me suis rappelé les raisons de ma présence ici : Sandrine Maurin née Stievenard. Femme d'expert-comptable, artiste performeuse fugitive, ou simple tarée. Ou les deux. J'ai dit :

– Je cherche un endroit où les artistes exposent, une galerie ou un petit musée local, des artistes contemporains.

– Le mercredi, de dix-huit à vingt heures on fait un marché nocturne des producteurs, et il y a l'amicale des aînés qui expose des sculptures et des tableaux.

Les curistes, qui devaient avoir cent cinquante ans, avaient donc des « aînés ». Tous les startupers de la Silicon Valley qui nous préparaient à la vie éternelle auraient dû venir voir cet échantillon de la catastrophe dans laquelle ils précipitent le reste du monde. J'ai dit :

– Je pensais à quelque chose de plus contemporain. J'ai une amie qui est venue ici il y a quelques mois, elle a dû peindre, ou sculpter, et j'aurais aimé voir son atelier, l'endroit où elle travaillait.

Je décrivis sommairement Sandrine Maurin née Stievenard, mon interlocutrice ne voyait pas, vraiment : « Vraiment, je ne vois pas du tout. » Derrière elle, une collègue a dit : « Ça ne serait pas la folle avec son footballeur ? Celle qui vivait dans la forêt du Vieux Père et qui se mettait du papier alu autour de la tête quand elle venait en ville ? Tu ne l'as pas connue ? Soi-disant qu'elle aurait fait venir des Américains pour la filmer. » La conseillère du syndicat d'initiative avait tranché : Sandrine Maurin née Stievenard était folle. Pas certain que ce verdict aide le juge Valois, mais il avait le mérite d'être rendu vite, sans état d'âme, avec la certitude de celle qui sait. Finalement, en ma qualité d'expert en art, c'est ce qu'on aurait attendu. Mais j'ai trouvé que ça ne ferait pas très sérieux de me ranger à ce jugement. Après tout, si on m'avait mandaté, ce n'était pas pour rapporter l'avis de madame Tout-le-monde, mais au contraire, pour croiser les réalisations de Sandrine Maurin née Stievenard, comprendre d'où elles provenaient, le cheminement intérieur, voir leur façon de résonner avec le monde, la grande histoire de l'art, la mythologie, toutes ces choses complexes qui allaient bien plus loin que ce que venait d'énoncer la conseillère du syndicat d'initiative. Je me persuadais lentement de l'extrême importance de ma mission et découvrais le charme de la conscience professionnelle, de l'amour du travail bien fait, du poids des responsabilités. En apparence au moins, dans une couche superficielle de mon être. Il suffisait de gratter un peu pour comprendre que tout ce que j'entreprenais était lié, plus ou moins directement, à Lucie, à mon besoin de l'oublier, contrarié par mon envie de raviver les souvenirs de nos quelques mois ensemble.

J'avais une chambre à l'hôtel L'Edelweiss, dans la rue principale. Sur la porte menant à la minuscule salle d'eau, fixée par des punaises écaillées, une affiche de Derain aux couleurs explosives, aplats brutaux de rouge pour un sable qu'on devine chaud, et de vert pâle où scintille la mer. À moins de cinquante kilomètres d'ici, il y a un siècle, avec Matisse, ils inventaient le fauvisme. À dix kilomètres d'ici, Picasso et Braque posent les bases du cubisme. Mais Amélie-les-Eaux. Qu'auraient-ils peint, tous ces génies, si par une facétie de l'Histoire ils avaient été contraints de vivre là ? Que peut-on bien produire dans une ville de moyenne montagne où tout est si moyen ? Peut-être ce cours d'eau, qui canalise toute l'énergie de la cité, absorbée, centralisée, et rejetée face à la ville. Il n'a rien de singulier lui non plus. Il est semblable à tous ces ruisseaux plus ou moins gros qui s'échappent de toutes les montagnes, autour desquels les hommes construisent toujours des barrages et des stations thermales. Non, ni les fauves ni les cubistes n'auraient peint la moindre toile ici. L'expérience la plus intéressante n'était pas dans les paysages mais dans la dilatation des heures. Le temps se recomposait et par un écoulement étrange, je sentais une langueur me gagner. Je distinguais mal les matins des soirs, et il me fallait me concentrer pour décompter les nuits passées ici. Le calendrier devenait si lourd que même la plus farouche des volontés devait céder, transformant n'importe lequel d'entre nous en curiste. Quelques jours encore dans cet environnement tiède aux minutes éternelles et j'irais réclamer mon pass pour les bains bouillonnants. On atteignait une sorte de perfection du milieu : il ne faisait ni trop chaud ni trop froid, le lit n'était ni trop dur ni trop mou, la nourriture ni trop bonne ni trop mauvaise. La ville avait obtenu son bac, mention assez bien. Le corps se laissait guider dans cet environnement ouaté, où l'acide et l'aigu avaient disparu. Pendant un temps de suspension, qu'aujourd'hui encore il m'est impossible de quantifier, je n'ai plus pensé à rien. Miracle, j'en oubliais parfois Lucie.

Sol ré do la. Le juge Valois m'a rappelé, en personne, sur mon portable. J'avais beau baigner dans la torpeur de cette ville macédonienne, je discernais très clairement l'agacement dans sa voix. Il est resté courtois, j'étais expert en art, mais il dissimulait de plus en plus difficilement son impatience.

– Alors, on a pris quelques jours de vacances ?

– Pas du tout, je suis sur les traces de Sandrine Maurin née Stievenard. J'ai rencontré son mari, une histoire pas banale, et là je reprends son itinéraire pour comprendre l'instant où a pu éclore son aspiration artistique.

– Monsieur Bertrogneux, je vais être franc avec vous. Je ne vous ai pas commandé une biographie de Sandrine Maurin née Stievenard. Je n'en ai pas la moindre utilité. Je vous ai demandé de me dire si, à la lueur de l'expérience qui est la vôtre, cette dame pouvait être qualifiée d'artiste ou pas. Si le litige avait porté sur un électricien, j'aurais demandé à un expert en électricité de me dire si le type était ou pas un professionnel en électricité. Je n'aurais pas eu besoin d'un cours sur les centrales nucléaires. Vous me comprenez ? J'ai été clair. Un rapport de deux pages, signé. Rien de plus. C'est toujours pareil, dès qu'on aborde l'art, c'est compliqué. Et avec un ténor du barreau en face…

Je n'ai pas essayé de me défendre davantage. Je sentais bien que mes arguments sur la mise en perspective entre biographie, influences, lieux, etc. n'allaient pas faire mouche. J'ai demandé un numéro de téléphone où joindre Sandrine Maurin née Stievenard, j'ai essayé de savoir dans quel cadre exactement elle avait été amenée à mentionner ses activités artistiques. Le juge Valois, en colère, m'a alors répété : « Pendant sa garde à vue, elle n'a pas dit grand-chose mais à un moment elle a parlé de sculptures, je vous l'ai déjà dit tout ça. Appelez-la, qu'elle vous donne trois photos de ses sculptures, mettez-les dans votre rapport et qu'on n'en parle plus ! »

Les attentes esthétiques du juge étaient faibles. Avec ma faculté à divaguer je l'avais perdu de vue. Je mesurais une nouvelle fois l'incongruité de ce voyage et sa profonde inutilité au regard de la mission qui m'était confiée. J'aurais très bien pu faire mon rapport depuis mon appartement, et en poussant un peu le zèle, j'aurais demandé à rencontrer Sandrine Maurin née Stievenard, ce qui m'aurait été accordé. Au lieu de ça, je m'étais engagé dans cette étrange quête à l'issue de laquelle j'espérais inventer une artiste. Je ne serais jamais Cézanne, mais pourquoi ne pas devenir son inventeur, Ambroise Vollard ? Alors, enfin, mon esprit bifurquerait, et Lucie peut-être disparaîtrait.

Le juge a raccroché, me laissant avec ma solitude et son meilleur allié, mon téléphone. Deux personnes avaient mon numéro : le juge Valois, pour les besoins de l'enquête, et Lucie.

C'est elle qui m'avait convaincu de l'acheter. J'avais vécu toute ma vie avec un téléphone fixe, un calepin, et quelques numéros que je connaissais par cœur. Longtemps ce fut suffisant. Mais Lucie avait pouffé, et elle avait ajouté : « Ça ne sera pas très pratique, pour se joindre, surtout si tu n'es pas chez toi. » Je n'avais pas osé lui dire que j'étais soit en cours, soit chez moi, ça donnait une image un peu étriquée, alors je n'ai rien répondu et le lendemain nous achetions ensemble un smartphone reconditionné – pour ne pas trahir les convictions anti consuméristes de Lucie – dans lequel le précédent propriétaire avait laissé de nombreuses photos de son sexe. Nous avons essayé de l'identifier mais toutes les autres données avaient été correctement effacées. On n'avait laissé que ça, des gros plans sur un sexe d'homme d'une taille assez habituelle, chaque jour, dans tous ses états. Étonnant calendrier. Lucie proposait d'en faire une exposition. Je lui ai dit que l'art c'était du sérieux. En y repensant aujourd'hui, l'idée n'était pas si mauvaise. Elle a entré son numéro dans le répertoire du téléphone, puis mon numéro dans le sien et, finalisant mon esclavage, a installé l'application d'un réseau social, m'a créé un compte qu'elle a lié au sien, comme une chaîne numérique entre nous, suspendue dans les airs, où que l'on soit. Voilà pourquoi je suis incapable d'allumer mon téléphone sans me rendre sur sa page. Voir d'anciennes photos, et traquer les nouvelles. Suivre les conversations anodines qu'elle tient avec ses copines, brûler de ne jamais pouvoir intervenir, condamné à la position du voyeur, consumé par l'envie de figurer dans le cadre, avec elle, toujours. Je sais le mensonge de toutes ces photos sur lesquelles je ne figure pas. Souvent je remonte le fil, tout commence lorsque Lucie était à la fac : des filles dans des appartements, avec des bouteilles de bière et un éclairage peu flatteur, des plages, des forêts, des levers de soleil, quelques couvertures de livres avec une mise en scène sommaire de fleurs séchées et de tables en bois ; elle, ramassant des ordures dans la nature, avec un message moralisateur. Elle avait posé au milieu des sacs plastique et des gravats, avec la forêt en arrière-plan, et je ne vois que sa peau, pâle mais rougie par l'effort, et je ne peux m'empêcher de me la représenter nue, parmi les autres bénévoles, imperturbables, fascinés par la nécessité de leur tâche, aveugles à sa beauté, une sorte de *Déjeuner sur l'herbe* des temps modernes. Qui a pris cette photo ? Une amie à elle. Son mec ? Sa pose n'est pas neutre. Comme dans le tableau de Manet, il y a dans son regard un contraste de défi et de mélancolie, et dans le dessin de sa lèvre supérieure, un léger mouvement, pointe de mépris. Qui a pris cette photo ? Je pense que c'est l'autre, son mec. Je le déduis à la sensualité de cette composition, ce *Déjeuner sur les ordures*, où son visage m'empêche de l'imaginer autrement que nue. Ils ont dû s'isoler quelques instants plus tôt, dans la forêt, et céder aux instincts libidineux de leurs jeunes corps. Il l'a baisée là, contre un arbre. Et ils sont revenus parmi les bénévoles avec l'impression d'être plus vivants que tous les autres. Il lui a dit qu'il allait la prendre en photo. Et elle ne peut gommer cette petite pointe sur sa lèvre supérieure, parce qu'à cet instant-là, plus que tous les autres autour d'elle qui s'affairent à ramasser les restes de nos existences consommées, plus que tous ceux qui viendront, des années durant, consulter cette photo, elle se sait pleinement en vie. Et j'y reviens chaque jour. Remontant ce fil dont je suis absent, contemplant l'asymétrie de nos situations, elle, sa vie courte, bouillonnante, foisonnant de rencontres et de bons moments à immortaliser. Moi et mon existence trop longue, habitée par un grand rien qu'elle a recouvert à elle seule, un soir, sur la Grand'Place, en tendant sa main froide vers moi, et en m'entraînant fendre la foule zombiesque. Mais je sais le mensonge de toutes ces photos sur lesquelles je ne figure pas. Je la vois, avec l'autre, un week-end où elle était rentrée chez elle. Je vois ce qu'ils essaient de dire. Les retrouvailles. Combien on s'aime. Le bonheur d'être ensemble. Quelques heures plus tôt, elle se rhabillait dans ma chambre, elle se tortillait pour rentrer ce cul que nous venions de célébrer dans son jean mal taillé. Je sais qu'alors elle me disait : « Je dois y aller. » Elle ne disait pas « j'ai envie d'y aller ». Nous venions d'épuiser l'envie. Elle s'en remettait au devoir. Au devoir conjugal. Mais le reste, elle me le donnait à moi. Elle m'avait expliqué les bases de leur couple. Couple libre. Polyamour. Ils avaient tout un tas de noms compliqués pour cette idée vieille qui n'avait jamais marché et qui reposait sur la capacité du plus fort à ne pas voir les souffrances du plus faible. Je ne croyais pas une seconde à son baratin quand elle me disait « on se dit tout ». Est-ce que tu lui dis où j'ai mis ma queue ? Est-ce que tu lui dis comme tu es venue la débusquer et la mettre en toi, avec quelle avidité ? Est-ce que tu lui décris ça. Tu lui dis où tu glisses ton visage ? Tu lui racontes comment j'explore chaque pli de ton corps ? Allons. Qui supporterait un tel récit. Quel type pourrait entendre tout ça, cette vérité, l'intensité de tout ce qui se dénoue quand les corps lâchent, et se servir un jus de pommes bio en disant « l'essentiel c'est que tu sois heureuse ma chérie ». Le dernier des lâches, le premier des faibles, mais pas un type amoureux. Non. Elle ne lui disait pas la vérité. Elle lui racontait peut-être qu'elle couchait avec moi de temps en temps et, de là où il pouvait m'imaginer, je n'étais pas une menace suffisante, d'autant que je n'apparaissais sur aucune photo. Je sais le mensonge de toutes ces photos.

On mesure l'intensité de l'ennui au bruit que font les scooters des jeunes. Parce qu'il faut être aux portes de la mort pour trouver le moindre intérêt à faire hurler ces machines insignifiantes. Ici nous avions droit à un immense vomissement mécanique à chaque accélération. Ils devaient être quatre ou cinq, mais à eux seuls ils rendaient ma sieste impossible. Je me suis demandé s'ils n'étaient pas envoyés par le juge Valois, pour s'assurer que l'enquête ne s'enlisait pas. Ou s'ils n'étaient pas les envoyés de Dieu, sorte d'anges nouvelle génération, qui faisaient cracher leurs moteurs pour me repousser du paradis. Si je m'endormais dans cette chambre d'hôtel, peut-être que je ne me réveillerais jamais. Mais mon heure n'était pas encore venue, alors les pots d'échappement pétaradaient.

Sandrine

Nous avons rapidement perdu la notion du temps. Le temps administratif, les jours, les semaines, le lundi, la fin de mois, ça ne voulait plus rien dire. On s'en rendait compte lorsque Tonio repartait au village pour acheter de la nourriture. Quelquefois, dans la vie des autres, nous étions dimanche, alors Tonio rentrait sans rien et nous jeûnions pour la journée. Par contre nous étions attentifs à chaque variation de notre nouveau temps : lever de soleil, frémissement du vent, lumière zénithale, allongement des nuits. Nous devions nous adapter en permanence, déplacer le camion, nous enfoncer un peu plus dans la forêt pour profiter de l'ombre pendant l'été, nous installer sur la clairière l'hiver pour ne pas geler. Nous observions les saisons, sans calendrier, à l'œil, au roussissement des feuilles, à la puissance du soleil, au froid et à la longueur des nuits. Tout ce que nous avions besoin de savoir était dans l'épaisseur de l'air. Au début, nous ne faisions rien, du moins rien de productif. J'ai eu besoin de marquer un temps long d'observation, de déambulation. J'en avais fini avec les injonctions, les contraintes, les attentes des autres, leurs projections, leurs besoins, cette tyrannie qui nous fait nous perdre de vue. Tonio n'a pas beaucoup aimé cette période. Il voulait absolument faire quelque chose. Je lui disais : « Eh bien, regarde ! » Mais pour lui, faire quelque chose c'était forcément s'agiter. Il partait à pied jusqu'au village pour les courses, il y passait la journée. Peut-être qu'il en profitait pour boire un café, commander un gros steak saignant, du pâté et tous ces trucs répugnants, voir un peu de monde, il avait sûrement besoin de ça après ce qui lui était arrivé. Je lui ai demandé de ne jamais rapporter de viande ni de poisson. Il a déblayé un coin où nous allions faire nos besoins, il a aussi fabriqué une espèce de table branlante, assez moche, avec des branches. Il mettait un point d'honneur à manger dessus tandis que je préférais partir avec quelques provisions que je grignotais en marchant entre forêt et clairière. Je me posais dans un coin, je ne faisais plus que regarder, sentir, écouter, retrouver mes sens. Et les journées passaient comme ça, à une vitesse nouvelle. Une journée à regarder les pies se déplacer dans la prairie, un peu patronnes, un peu mères maquerelles, avec leurs plumes qui fondent du noir au bleu au soleil. Sans un regard pour les autres oiseaux, elles débarquent sur un carré d'herbe et attaquent consciencieusement le sol, extirpent tout ce que la terre a à donner de vers, la grattent avec leurs ongles pointus, balancent des coups de bec à ce qui ose bouger. Une fois la zone pacifiée, elles en font le tour à deux ou trois, le tour des propriétaires. Elles bombent le torse, comme ces petites frappes qu'on croise dans les boutiques des centres-villes le samedi après-midi, débordant d'une fierté provocatrice, celle d'occuper plus d'espace que nécessaire. Les pies règnent sur la prairie, la ratissent, vont d'un carré à un autre par de petits sauts durant lesquels leurs corps se rappellent à elles. Il ne sera pas possible de s'envoler, ou alors douloureusement, sans la moindre grâce, avec des battements frénétiques bien que très lents durant lesquels elles se demanderont si leurs ailes trop longues arriveront à lever le poids de leurs corps. Durant cinq ou six battements on a l'impression qu'elles vont retomber au sol, que ces grosses bestioles ne sont pas faites pour voler, que ce sont des espèces de surmulots à qui le créateur, par fantaisie, a collé une queue en plume et des ailes, pour voir. Pourtant, des battements désespérés, désordonnés, vient un élan maladroit mais suffisant. Elles décollent. L'instant d'après elles planent au-dessus de l'herbe et, d'un œil noir qui leur donne cet air strict, cherchent un endroit où se poser le plus vite possible. Elles atterrissent en catastrophe sur une branche. Adieu les airs, enfin le nid.

Tonio

Les nuits s'allongeaient, je me sentais mal. Dans la forêt glaciale, en plein hiver, avec un petit réchaud et un camion, j'avais l'impression d'un piège se refermant sur nous. L'ombre permanente des grands arbres et le vent froid qui vous traque… J'avais des crises d'angoisse, les jours où, vraiment, on ne voyait pas le soleil.

Pour me faire plaisir et pour que je voie le ciel, elle a déplacé notre camp dans la clairière. Là, elle nous a trouvé une occupation. Elle a bien compris que je n'étais pas comme elle, que je ne pouvais pas passer mes journées assis sur une chaise, à rien faire qu'à penser. J'ai besoin de m'agiter, de me dépenser. De temps en temps je partais à pied, pour la journée, faire les courses au village. Mais je ne traînais pas, il me filait le désespoir ce village. J'en avais pour un jour complet. Je rentrais le soir et je retrouvais enfin Sandrine. Là, je me sentais bien. Comme si la fatigue de la marche s'envolait. Pourtant elle gardait toujours ses distances. On ne faisait pas comme dans les films : les grandes embrassades, les grandes déclarations.

Au mieux elle me tapotait l'épaule, sans rien dire. Mais moi, je savais qu'elle me remerciait d'être là. Que sans moi, elle serait obligée, elle, d'aller faire les courses, de retourner au village, de subir ce qu'elle fuyait, et d'ignorer les rires des autres. Leurs moqueries qui ne se cachent même pas. Ça leur fait du bien, faut croire, d'avoir des gens comme nous, à mépriser.

Les jours passent bizarrement quand vous n'avez aucun impératif. En prison, on avait notre petit rythme, avec les douches, les promenades, les parloirs. Des points fixes au milieu du temps mou, des grumeaux. Mais là, avec Sandrine, dans la forêt, rien ne donnait le tempo. Même le soleil se levait la plupart du temps sans qu'on le remarque. En arrivant dans la clairière, ça a un peu changé. On se figurait mieux ce que représentait une journée.

Sandrine a trouvé notre occupation. Je n'ai jamais compris ce qu'elle avait en tête, mais on voyait bien que pour elle tout ça avait un sens. Tout ce raffut, ces trous, la terre à déplacer, trier les branches… Il y a eu un déluge. On pataugeait dans la boue, nos chaussures pesaient une tonne. Plus la fatigue s'installait et plus nos jambes partaient en glissades, comme si elles refusaient d'obéir et préféraient suivre le mouvement de la terre. Nous avons passé la journée sous la pluie avant d'enfin rentrer au camion. Il sentait la transpiration, l'humidité du linge étendu, la terre mouillée, une odeur âcre, comme du terreau. Et là encore, pas de grandes déclarations. On était nus, gelés, et nos corps transparents se plaquaient sans un mot, nos ongles noirs de boue couraient sur nos peaux blanchies et flétries par toute l'eau. Est-ce qu'on faisait l'amour ou est-ce qu'on baisait ? Je n'avais jamais connu ça, ce qui se passait entre nous, entre nos organismes fatigués, l'énergie qui s'emparait d'eux, sans qu'on puisse la contrôler… Chaque jour on travaillait à notre édifice dans la clairière et en rentrant dans le camion, chaque soir, ça recommençait. Violent, muet et étranger.

Sandrine

Nous sommes sortis de la route départementale et avons progressé sur un chemin communal pendant une centaine de mètres. Seuls quelques 4x4 s'aventuraient par là, des gardes forestiers, ou des chasseurs. La voie était défoncée. J'avais beau avancer au ralenti, nos têtes désolidarisées de nos corps cognaient l'habitacle du camion. Apercevant un petit dégagement, j'ai bifurqué au cœur de la forêt. Du moins c'est l'impression que j'ai eue en sortant de la route, qu'il suffisait de s'en éloigner un peu, et qu'on était au centre de cet espace impossible à cerner. Je nous croyais alors par-delà les hommes, inatteignables. Combien de mètres avons-nous parcourus ? Une cinquantaine tout au plus. Très vite la densité des bosquets s'est rappelée à nous, l'épaisseur imprévisible des herbes, l'incertitude de ce qui se cachait dans les creux et les vides apparents. Nous étions dans un environnement inconnu, pas totalement hostile puisqu'il nous donnait notre chance, mais il ne nous donnerait rien d'autre. Personne ne nous attendait ici, personne n'avait besoin de nous et, si nous voulions vraiment nous installer là, il faudrait composer avec l'existant, l'immémoriel, toute une vie déployée depuis des siècles, malgré nous. L'espace pouvait nous broyer, se retourner, nous ensevelir sans que jamais personne n'en sache rien, sans qu'on ne retrouve nos corps, ni le camion ni rien. Un glissement de terrain, un arbre foudroyé, n'importe quoi. S'il était venu à l'esprit de quelqu'un de partir à notre recherche, il n'aurait jamais pu remonter notre piste. Nous n'avions donné notre destination à personne, nous ne la connaissions pas nous-mêmes, nous n'avions pas de téléphone et aucun appareil dont les ondes permettraient de nous connecter à ce que d'autres appelaient encore « le monde ». Personne n'est parti à notre recherche et, heureusement, aucun glissement de terrain, aucun arbre foudroyé. Je me doutais que Christophe Maurin ne se lancerait pas à ma poursuite. Je lui avais rendu un tel service. Disparaître comme ça, sans avoir à me régler mes indemnités de licenciement, ma pension alimentaire, ma prestation compensatoire, mes éventuelles parts dans le cabinet, sans avoir à défaire ce que Dieu lui-même avait fait, sans avoir à être mis au ban des bons pratiquants de Port-l'Annonciade, sans perdre sa part de personne à charge sur sa feuille d'impôts, sans organiser les jours de garde alternée pour Mélanie, sans avoir à coordonner nos agendas avec les impératifs des sacro-saintes périodes fiscales, sans avoir à vendre la maison, à me laisser ou pas son nom, sans avoir à faire de grandes scènes, les engueulades, ces bourrasques de vie qui le terrifiaient, sans une explication, sans un bruit. Disparaître, sans même mourir. Pourquoi aurait-il essayé de me retrouver ? Pour me faire changer d'avis ? Au contraire ! Il m'aurait couru après pour me faire signer des papiers qu'il aurait préparés, dans lesquels j'affirmerais mon consentement à l'abandon de Mélanie, des tonnes de papier pour « sécuriser l'opération » comme il disait, s'assurer que si un jour quelqu'un décidait de contrôler quelque chose, il existait quelque part, dans des archives, un papier magique qui prouverait qu'il avait eu raison d'agir comme il l'avait fait. « Regardez, elle l'avait même signé ! » La preuve de chacun de ses actes se trouvait là, archivée, avec une signature, et, idéalement, un tampon, une date, et une formule « lu et approuvé ». Il avait du travail, alors, non, il ne m'a pas cherchée et j'ai le sentiment que, même s'il l'avait fait, alors que nous n'étions qu'à l'entrée de la forêt, il n'aurait jamais pu m'y retrouver. Il y avait un abandon dont il fallait faire preuve pour arriver ici. Abandonner la logique, le choix de cette zone répondait à une vieille aspiration née dans un journal, il y a des années, et même là, je n'avais pas pris soin de localiser le gîte dont il était question. Nous avions roulé, frôlant d'abord la forêt, avant de nous y engouffrer n'importe comment, et très vite, de mesurer que derrière le calme apparent des arbres, il y avait toute une vie que nous ne domestiquerions jamais, qui n'avait jamais été matée, qui se fichait de tout ce qui se jouait à quelques kilomètres de là, au village, pourvu qu'on la laisse tranquille. Nous étions deux intrus, nous troublions cette vie, avec notre camion qui écrasait tout sur son passage. Alors on a avancé de quelques mètres, assez pour ne plus être vus, et puis on s'est garés. J'ai dit à Tonio : « On va s'installer là. Fais doucement quand tu fermes ta portière, on a déjà dérangé beaucoup trop de choses. » J'ai senti la forêt se refermer derrière nous. J'ai senti qu'elle nous entourait, qu'elle nous enlaçait peut-être, et je n'étais pas dupe, je savais nos mouvements scrutés. Ici aussi, on pouvait étouffer en croyant à la coupure.

Horizon nouveau, on voit difficilement à plus de trois mètres, inutile de chercher au-delà, ce qui se joue sous nos yeux est déjà fascinant. Dès les premières heures, Tonio est parti en exploration, je ne sais où, filant à travers les arbres jusqu'à tomber sur une pente trop raide ou des bosquets tissés trop serré, trop hauts pour lui. Il fallait qu'il s'agite. Dans les quelques mètres autour du camion je remarquais déjà une vie à l'œuvre, une vie inconnue, grouillante, étonnamment ordonnée : des fourmis en parade militaire, le feuillage d'un chêne-liège, au sol, en décomposition, quelques pies houspillant d'autres oiseaux tranquilles. Chaque recoin retenait mon attention. C'est là, aux premières heures, alors que Tonio avait disparu et que j'étais enfin seule, que plus un bruit de voiture ne me parvenait, que le monde s'était dissous d'une certaine façon, c'est à ce moment-là que j'ai imaginé que je pouvais voir grandir les arbres. Qu'avec infiniment d'attention, de concentration, de sérieux, et une bonne connaissance de quelques-uns d'entre eux, je finirais par les voir pousser. Ils ne devaient pas attendre qu'on ait le dos tourné pour grandir, il fallait bien qu'ils croissent. Simplement, dans l'autre monde, on n'a jamais le temps de vraiment s'arrêter, et de ne regarder que ça, de ne rien faire d'autre, de ne pas surveiller les petits, de ne pas tapoter sur son téléphone, de ne pas se recoiffer, rester baisable, on ne sait jamais. Je n'avais que ça à faire ici, je venais de le décider. Le plus urgent : regarder les arbres pousser.

La première nuit fut très compliquée pour Tonio. Avec ce qui lui était arrivé, il avait certainement d'autres attentes. Il avait dû penser à une boîte de nuit, un bar, des filles, ce que font les gens dans sa situation lorsqu'ils sortent. Je me suis demandé pourquoi je l'avais embarqué avec moi. Sa présence ici n'avait pas de sens, ni pour lui ni pour moi. J'ai peut-être pensé à la tendresse, j'avais encore quelques vieilles idées là-dessus, il m'a plu avec son air abattu. J'ai imaginé qu'il y aurait des soirs. Ce fut le cas d'ailleurs. Mais lui, que pouvait-il attendre qu'une autre ne lui aurait pas donné, en mieux ? Pourquoi n'était-il pas descendu du camion une fois que nous avions quitté la ville et qu'il pouvait être quelqu'un d'autre, dans n'importe quel village que nous traversions ? Nous n'en avons jamais parlé, ni de ça ni de grand-chose d'autre. Mais la première nuit, comme il s'agitait dans le camion, j'ai dû lui dire d'arrêter. Il m'a dit qu'il n'aimait pas ce silence, que ça l'angoissait, qu'à cause du silence on entendait tout, on entendait son cœur battre, les oiseaux qui frôlaient la carrosserie, il pensait même entendre les chenilles. Peut-être aussi le son des arbres qui poussent.

Il voulait améliorer matériellement notre vie dans la forêt, or le confort est le sujet qui ne m'a jamais intéressée, ni là ni même lorsque je vivais avec Christophe Maurin. Les dernières machines à avoir absolument chez soi, la couleur de l'année avec laquelle il fallait recouvrir les murs de son salon, toutes ces questions étaient tranchées par la mère Maurin qui avait un goût très sûr à défaut d'être très bon. Elle faisait livrer des fauteuils, posait de nouveaux rideaux, changeait les appareils électroménagers pour mieux me reprocher de ne pas cuisiner, « vous avez tout ce qu'il faut, même le Cookeo, il ne manque plus qu'un peu de bonne volonté »… Nous étions sa maison de poupées. Tonio ne savait pas quoi faire, et il était rassuré de se trouver une utilité. Je me suis demandé s'il en était de même pour la mère Maurin, si sa survie dépendait de son utilité, si sa raison d'être se logeait dans les vains objets ornant le plan de travail de cette maison-cimetière où ma vie agonisait.

Peut-être que la question matérielle inquiétait vraiment Tonio, qu'il n'envisageait pas de passer trop longtemps sans eau, sans électricité et sans autre confort que le matelas posé dans le camion. Quand il a compris que ce n'était pas une petite crise, que je ne venais pas bivouaquer quelques jours avant de repartir à ma gentille vie de femme d'expert-comptable, que j'allais rester là longtemps, peut-être toute une vie, je crois d'ailleurs qu'au moment où nous nous installions c'est bien ce que j'avais en tête et peut-être aurais-je dû m'y tenir. Je n'avais ni plan ni le souffle pour me projeter si loin, j'étais là, à cet instant, et si cet instant devait durer une vie, soit. J'ai sorti mon fauteuil pliant, un truc assez moche avec un trou dans l'accoudoir pour mettre un gobelet. Au début j'ai trouvé ça grotesque, et puis très vite j'y ai installé mon mug, et toute la journée, face aux arbres poussant, je buvais mon thé par toutes petites gorgées. Tout ici évoluait en sourdine, avec une délicatesse dans laquelle nous devions nous couler. J'ai fait signe à Tonio, de se taire, de ne pas chercher à me parler, je lui ai dit qu'il pouvait retourner au village s'il voulait voir des gens, s'il voulait manger, faire des courses, et même qu'il pouvait partir où il voulait et ne jamais revenir. Je lui ai dit « Fais ce que tu veux » et il m'a semblé que cette proposition le terrorisait, qu'à présent, alors qu'il n'était plus empêché, cette perspective lui faisait peur. Il aurait préféré des horaires fixes, une lettre de mission, un cadre, un calendrier. Combien sont-ils, comme Tonio, à rêver d'une vie d'expert-comptable ? J'ai ajouté : « Je te demande une seule chose, c'est de me laisser tranquille. » Aujourd'hui encore, je me demande pourquoi il est resté si longtemps avec moi. Fallait-il qu'il se sente abandonné, faible, blessé, pour ne pas s'en aller ? Ou bien s'était-il attribué un drôle de rôle, veiller sur moi, s'assurer qu'il ne m'arrive rien.

Je donnais peut-être momentanément un sens à sa vie dans l'attention qu'il me portait. Je n'avais rien pris pour organiser tout ça : les repas, le stockage de la nourriture, la douche… Rien, sauf une bouilloire à brancher sur la batterie du camion. Je serais peut-être morte de faim, au fond d'une forêt introuvable, si je n'avais pas pris Tonio en stop. Morte de faim, en perdant peu à peu mes forces, face aux arbres, à concentrer chaque jour un peu plus mon attention sur leur croissance, pour ne pas sentir l'organisme fondre, à devenir l'écorce, les branches, les feuilles, à me sentir pousser, millimètre par millimètre, à mesure que la sève remontait des racines. En me défaisant de tout ce qui constituait la vie des hommes, je serais devenue un arbre. Mais Tonio était là.

Il m'est difficile de mesurer le temps avec précision, mais nous sommes restés à cet endroit pendant des mois. Tout l'été. Aussi longtemps que nous avons cru être seuls. Un seul orage, dans la nuit et quelques gouttes de pluie un matin, de la chaleur, diffuse. Les arbres nous couvaient. Il y a eu les premiers tirs, d'abord lointains, puis de plus en plus proches. On ne voyait pas les chasseurs, mais ils étaient là, autour de nous, armés, venus pour tuer. Dans la nuit, si loin déjà, j'ai pensé qu'ils étaient là pour nous, que s'ils tombaient sur nous, ils régleraient un vieux compte. Rien de bien clair, mais un pressentiment : s'ils nous trouvaient, s'ils n'avaient pas réussi à tuer un sanglier ou un renard, s'ils avaient bu toute la journée et que l'un avait du mal à dompter sa bestialité, ils se déchaîneraient sur nous, nous devrions payer, ils s'acharneraient, ce serait interminable, violent, et une fois l'affaire commencée, il faudrait non seulement nous tuer, mais faire disparaître nos corps, et eux seuls viendraient voir de temps en temps si dans le pauvre tas de cendres, aucun os n'avait échappé à l'impitoyable calcination. Nous n'étions plus vraiment de la même espèce, ou plutôt, nous étions aux deux extrémités d'une espèce domestiquée : eux les tueurs, nous les proies. Toute la société, avec ses hiérarchies, ses normes, ses règles nous permettait de nous frôler, de cohabiter sans jamais vraiment en découdre. D'une certaine façon, dans l'autre monde, lorsque j'étais assise à mon bureau, socialement, je pouvais anéantir tous ces types. Un courrier, et adieu le CDI, un chiffre mal placé, et voilà le contrôle fiscal qui emporte la maison. Mais là, d'autres règles s'imposaient, je l'ai compris en entendant claquer les tirs. Les oiseaux migrateurs filaient, les autres se planquaient. J'ai décidé que nous devions quitter cet endroit, et nous enfoncer vraiment dans la forêt.

On a repris le camion, roulé au pas, évitant les pièges qu'on avait pu identifier. On a avancé autant qu'on a pu. Avant de le garer et de continuer à pied. On n'y reviendrait que pour dormir. On a trouvé la clairière alors que l'hiver s'installait. On sentait le froid occuper l'air, l'ombre n'avait plus aucun charme. De là, on récupérait le soleil toute la journée, une lumière timide, suffisante pour nous réchauffer mais rien d'écrasant. Une petite laine.

J'avais passé des mois à observer les arbres pousser, je m'en sentais proche. Pas au point de les serrer contre moi comme le font les adeptes du yoga et des petits pains bio, mais assez pour comprendre quand l'un allait mal. Depuis que nous étions dans la clairière, nous avions retrouvé la perspective, du moins des dégagements sur une centaine de mètres, un recul entre nous et les espaces. J'ai ordonné à Tonio de ne pas couper la moindre branche : « Prends ce qui est par terre, mais tu ne coupes rien sur les arbres. » Tous nos nids ont été construits selon le même principe : ne rien couper, ne rien arracher, se servir dans ce qu'on a bien voulu nous donner, prendre le temps pour chaque branche de trouver sa place. Sur ce point Tonio avait du mal. Au début il était très enthousiaste, quand je lui ai parlé du nid. Assise sur mon fauteuil je le voyais courir vers la forêt, disparaître quelques minutes, revenir au centre de la clairière et m'apporter des tas de branches. Je passais tout ça en revue, je visualisais le nid, je percevais sa forme finale, et je cherchais pour chaque strate la branche à la bonne forme, la bonne dimension, la bonne couleur. Pour Tonio, elles étaient toutes vaguement semblables, il disait : « Ah, mais tu préfères les grosses, je vais te rapporter des grosses », et après quatre voyages avec d'énormes branches, constatant qu'aucune ne me convenait, il repartait en courant vers le bois en annonçant « je te rapporte des petites ». De mon côté je marchais pendant des heures, ailleurs, sans vraiment penser à quoi que ce soit, et parfois, au pied d'un arbre, une branche me plaisait, je la disposais alors avec les autres. Quand mon tas a commencé à se former, que j'avais de quoi démarrer l'assemblage, je lui ai dit que nous allions devoir creuser pour installer le nid. Qu'on n'allait pas le poser comme ça, au milieu de la clairière, qu'on devait l'abriter du vent. Tonio voulait retourner au village acheter des outils, des pelles, des râteaux. Les gens adorent ça, acheter des tas de choses avant de commencer un travail, comme pour se donner du courage. J'ai dit non. Nous étions trop loin du village maintenant. Il avait déjà acheté une casserole et une poêle qui ne nous servaient à rien. Nous avons creusé avec ça.

Chaque matin, en quittant le camion pour la clairière, on devinait en mirage un paysage céleste. La luminosité du jour brouillait le regard, le soleil flottant soulignait la zone dégagée par des contours tremblotants. Le nid devait être placé là, au centre. Je voulais le voir chaque matin et me demander s'il existait vraiment, s'il était possible qu'un nid géant se trouve au centre de ce qui était devenu notre univers. Mesurer que, dans sa consistance comme dans son existence, il était menacé chaque jour. Attendre chaque matin la mise au point du regard en craignant de ne plus vraiment voir, de n'avoir plus que du flou pour guide, chercher quand même, malgré l'évanescence, un trait net auquel se rattacher, puis, sans vraiment comprendre comment, assister au miracle de l'apparition, être rassurée pour quelques heures, parce qu'on a un nid à soi, au milieu du monde. J'ai facilement défini une zone, mais ensuite, pour décider où creuser, chaque centimètre joue, l'immensité ne simplifie rien. Au zénith, le soleil écraserait tout, rien ne l'empêcherait, mais, en observant son mouvement pendant des jours, s'est dessiné le point où, le plus longtemps possible, les pins sylvestres garantiraient de l'ombre dans le fond du nid. Il faudrait creuser environ un mètre de profondeur sur un diamètre de deux mètres. Les températures baissaient, nous étions forcément en hiver, d'après moi vers janvier, et si peu de pluie. La terre avait une consistance de caillou. Il fallait d'abord la piquer. Tonio pestait, avec une pioche nous aurions fait ça en quelques heures. Mais nous n'avions aucune raison d'aller vite. Nous pouvions prendre le temps. Nous pouvions extraire quatre casseroles de terre dans la journée, nous n'étions soumis à aucune obligation de rendement. Au contraire, ce temps passé, collé à la terre dure, me permettait de mieux comprendre ce que nous faisions, d'imaginer avec plus de précision la construction, et comment elle prendrait sa place. J'ai tracé au sol un cercle parfait à l'aide d'une longue branche biscornue qui m'a servi de compas. J'avais la poêle, Tonio la casserole, je lui ai dit que nous utiliserions les manches pour piquer la terre. Il était désespéré. Il nous a fallu une journée pour bien dessiner les bords, dans la profondeur, en suivant mon tracé. Une journée, à quatre pattes, armés de nos ustensiles de cuisine, extraire la terre par centimètres, sentir à chaque coup, dans la vibration de la poêle, l'attaque faite à cet espace qui nous accueillait. Continuer malgré tout, avec l'illusion de la nécessité. J'ai pensé aux mineurs, avant les machines et tout le reste, les premières fois, au fond, face à face identique, la même impression diffuse de victoire après chaque coup, la même incapacité à réaliser la petitesse de cette victoire, comme si notre regard, par un effet de zoom permanent ne pouvait délimiter que l'espace minuscule de nos triomphes.

Les corneilles

Léa admirait l'entêtement de Garance. Sa détermination rappelait à toutes que les accommodements raisonnables n'étaient pas une fatalité. Elle creusait les sujets, s'assurait de ne jamais être prise au dépourvu dans un échange, d'avoir ratissé les recoins de chaque thème, de garder l'argument décisif en réserve pour le faire jaillir quand l'autre pensait prendre le dessus. Léa, comme toutes les autres, ne savait pas si Garance avait fait des études, avait eu un métier, d'où elle venait vraiment. D'une certaine façon, sa vocation était d'être en colère et d'instiller de l'électricité partout où on menaçait de s'endormir. Dernièrement, elle s'était plongée dans l'histoire de l'art, revisitait les œuvres à l'aune des sujets d'actualité. L'art, comme les pires maladies, avait traversé les siècles, elle découvrait qu'il avait servi de moyen de transport à certains de nos maux ancestraux. Aucune discipline ne résistait à son analyse : peinture, cinéma, musique, littérature, les pourris étaient partout, et depuis qu'elle avait commencé sa traque, elle n'arrivait plus à voir les œuvres. Sa vision pourtant si fine, qui lui permettait, comme à Rose, à Léa, à Lucie et à Sandrine Maurin née Stievenard de percevoir non seulement les couleurs, mais également une certaine forme d'ondes, se brouillait. Ne restaient que des chapelets de petits mecs minables s'agitant derrière des pinceaux, des partitions, des caméras pour s'assurer que jamais leur domination ne prendrait fin.

C'est elle qui avait conseillé aux filles l'émission *Vénus s'épilait-elle la chatte ?* Léa et Lucie, qui en attendant la rentrée scolaire vivaient dans le même studio, avaient écouté attentivement l'épisode consacré à Picasso. Le type n'envisageait que deux sortes de femmes : « les déesses et les paillassons ». Tout l'épisode développait la masculinité toxique du peintre, les intervenantes se disaient sidérées de découvrir la pourriture de l'homme dont elles avaient tant aimé le travail. Dora Maar violentée pour pleurer juste et mériter d'être peinte avant d'être internée, les filles mineures qu'il s'envoyait après la soixantaine, l'abandon méthodique de toutes celles qui avaient fait de lui celui qu'il était, Marie-Thérèse Walter, Françoise Gilot, Jacqueline Roque, et cette phrase rapportée : « La nature existe pour que nous puissions la violer. » Après cette écoute, vers deux heures du matin, Léa et Lucie avaient eu besoin de sortir, de pousser un cri, et de s'assurer qu'elles ne rêvaient pas, qu'elles étaient bien là, ni déesses ni paillassons, incertaines, mais là.

Sur la table qui faisait office de bureau, quatorze feuilles A4 ; dans le fond, la voix métallique de Siouxsie, *My night shift sisters*. Elles ont tracé les lettres au pinceau noir, une à une, en prenant soin de bien les laisser sécher. Elles ont marché dans Lens ce soir-là, le pot de colle dans un sac à dos, les affiches sous le bras. Deux copines qui sortent de soirée. Deux copines qui prennent l'air. Sœurs de l'équipe de nuit. Elles n'ont pas demandé à Garance. Elles sortent respirer. Elles ont croisé quelques bandes de jeunes désœuvrés. Des sifflets, des demandes de numéro de téléphone, des invitations à baiser. Comme si, quelque part sur Terre, une seule fois, la technique avait donné les effets escomptés. Allez vous faire foutre bande de connards. Elles ne baissent pas les yeux, n'accélèrent pas le pas. Allez vous faire foutre. Silence. Elles marchent jusqu'à la maison de Sandrine Maurin née Stievenard, les rues sont à elles. Léa étale la colle, Lucie lui tend les lettres, les unes après les autres. Colle, lettre, colle. Le message est destiné à Sandrine Maurin née Stievenard, mais aussi à toutes les autres. Tant pis si Garance trouve ça puéril, inutile, contreproductif. Une à une les lettres prennent place et scintillent sous la caresse de la colle fraîche et de la lumière jaune du réverbère :

TU N'ES PAS SEULE.

Sandrine

La terre était dure en surface, c'était pire ensuite. On quittait le chantier en fin de journée, les mains couvertes d'ampoules et le dos cassé. Il fallait économiser l'eau, nous ne nous lavions plus depuis longtemps, on s'essuyait dans un vieux t-shirt humide, pour enlever la terre, mais son odeur nous poursuivait dans le camion. Nous la respirions toute la journée, sa poussière s'était immiscée en nous, nos conduits nasaux se réduisaient, tapissés de ses brumes. Après un thé, on s'effondrait sur le matelas.

En un mois, nous avions creusé une cinquantaine de centimètres. Et il a plu. Une pluie longue et tristement régulière. J'ai dit à Tonio : « On va pouvoir remplir nos bouteilles. » Lui regardait notre trou se combler, la boue s'installer, ruisseler mollement jusqu'au centre du futur nid. J'ai senti l'abattement et je lui ai dit : « On ne va pas laisser le trou se reboucher, on y va. » Je suis sortie du camion, en une seconde j'étais trempée, il m'a regardée, a semblé hésiter un instant, puis il a soulevé ses épaules, comme pour signifier « au point où on en est ». On a couru vers le centre de la clairière, avec notre poêle et notre casserole, on s'est mis à genoux sur le sol trempé, pour faire une espèce de digue avec la boue, tout autour du trou, sur une dizaine de centimètres de haut. On est entrés au centre du cratère, collés l'un à l'autre avec de l'eau jusqu'aux genoux. Pendant des heures, sous la pluie qui redoublait pour nous forcer à partir, on a tenu, galvanisés en sentant l'autre, contre, se démener. On ressortait sans cesse la terre que charriaient les torrents d'eau au centre de notre construction. J'avais l'impression que je pourrais faire ça toute ma vie, ne plus penser qu'à ça, repousser l'ennemi invisible qui en voulait à mon nid. Et je le faisais d'autant plus facilement que, tout contre moi, alors que nos dos ne se heurtaient pas, mais étaient plaqués l'un à l'autre, dans une caresse qui ne disait pas son nom, plus longue et plus intense que n'importe quelle baise, Tonio mon siamois s'agitait avec la même énergie.

Ces moments-là, de fatigue, de complicité muette, ont pu nous faire croire que nous étions seuls dans la forêt, et par extension seuls au monde. La disparition des contraintes sociales, donc du temps, a renforcé cette idée. Plus rien d'autre n'existait. Le sérieux que l'on mettait à construire ce premier nid… alors que ni Tonio ni moi n'aurions pu expliquer ce qui se jouait là. Si seulement nous avions vraiment été les derniers survivants d'un monde réduit à la forêt et à sa clairière.

Quand la policière m'a interrogée je n'ai pas trop écouté ce qu'elle racontait, elle citait des textes de loi comme s'il s'agissait de la Bible, tout ça ronronnait dans cette pièce sordide où les ondes de leurs portables me grignotaient le cerveau. J'essayais de m'abstraire de là, et je crois bien que pour ne pas cogner ma tête contre les angles du bureau, je pensais à mon nid au centre de la clairière. J'y pensais et c'est à peu près la seule chose que j'ai dû lui dire, quand elle a commencé à me juger : « Vous avez abandonné votre mari et votre fille, vous vous rendez compte ? Quelle femme abandonne comme ça, son mari, et surtout sa fille ? Vous êtes une maman ! » La douleur a été terrible quand elle a prononcé ce mot « une maman », j'ai peut-être vomi. Elle me parlait comme à une enfant. « Vous êtes une maman. » J'étais autre chose que ça, et peut-être même tout, sauf ça. Un jour le président de l'Ordre des experts-comptables avait mis son foutre dans ma chatte et j'avais dû porter dans mon ventre un parasite pendant neuf mois, un parasite qui avait déformé mon corps en l'habitant, qui m'avait contrainte à me tenir à demeure parce qu'en me conférant enfin une respectabilité, en faisant de moi une « maman », il m'obligeait à rester là et à nourrir la future présidente de l'Ordre des experts-comptables ou n'importe quel autre statut orné de majuscules. La policière a dit : « Quelle honte. Moi, je ne pourrais pas abandonner mes titous. » J'ai encore dû vomir en entendant ce mot répugnant. Elle a ajouté : « Et tout ça pour faire quoi ? Rien ! Pendant deux ans, vous n'avez rien fait. » C'est là que j'ai craqué, que je lui ai répondu : « J'ai fait ce que j'avais à faire, dans la forêt, j'ai construit les plus beaux des nids. » Je ne pouvais pas lui expliquer, ni à elle ni à tous les autres de son espèce, que Mélanie était une Maurin, c'est-à-dire un être mis au monde pour l'écraser avec ses certitudes, des certitudes molles, acquises à force de ne jamais être contrariée, des certitudes qui ne sont jamais que la répétition de ce que son père et sa grand-mère pouvaient lui inculquer, de sombres conneries qu'on s'imagine justes parce qu'on est du bon côté de l'histoire, qu'on a une maison individuelle et qu'on est président de l'Ordre des experts-comptables, alors vous pensez bien, quand on a aussi bien réussi sa vie, qu'on arrive à la faire intégralement tourner autour d'une période fiscale, c'est bien la preuve qu'on a tout compris, qu'on peut asséner toutes les vérités. Est-ce que j'ai joué la comédie ? Bien sûr, j'ai espéré moi aussi, recevoir la lumière de la banalité, y dorer, la suivre toute une vie, j'aurais aimé, j'y ai cru. J'ai passé ma main sur mon ventre rond en prenant l'air extatique, en souriant quand elle me balançait un coup de pied. Qui sourit dans ces circonstances ? Quand votre propre corps devient étranger, une colocation, et qu'il faut assurer le spectacle parce que c'est le plus bel événement du monde, qui prépare d'ailleurs au plus beau métier du monde. Nous avons tellement de chance, assignées entre le plus vieux métier du monde et le plus beau métier du monde, deux façons de s'épanouir dans des maisons closes. Des vies attendues, sous la cloche de verre. Même la mère Maurin était gentille avec moi, pour ne pas contrarier la bonne nouvelle, ne rien faire qui pourrait gâcher la fête. Une nouvelle Maurin arriverait bientôt sur Terre. Pendant quelques mois on n'allait même pas contrarier l'autre gourde. Un enfant, c'est sacré. Alors on se caresse le ventre en regardant le ciel et on accepte que les Maurin viennent le toucher aussi, et, aux portes de la nausée, on se dit que toutes les femmes y passent, qu'on n'est pas normale si on n'y prend aucun plaisir, qu'on est un monstre, qu'on a une chance incroyable d'avoir un alien qui nous tabasse, dans notre ventre, un alien qui va nous déformer avant de s'en aller dans le monde, se lever au rythme des périodes fiscales, devenir chaque jour un peu plus l'ignoble mélange de mes traits et de ceux de Christophe Maurin, la preuve irréfutable que oui, à un moment, nos fluides corporels se sont mélangés, sans le moindre plaisir, avec pour seule ambition la survie d'une espèce aveugle, avec pour plus haute espérance la normalité. Faire de nous trois, en un seul geste, une famille normale. On peut y arriver, et même finir par croire à notre propre fiction. Et puis un jour, alors que cette normalité ronronne dans son triomphe, un jour comme tant d'autres où on a oublié non seulement ses aspirations, mais pire encore, l'époque où on était vivants, où ce que l'on appelait « la vie » n'était pas synonyme de quotidien, parce qu'imprévisible, heurtée, intense jusque dans ses signaux faibles, un jour où on ne s'insurge plus quand on nous dit qu'on est une « maman », un jour où on est presque fière de tenir le rôle, où on peut même juger les autres « mamans » à la qualité du goûter qu'elles préparent à leurs « titous », un jour où, comme tous les jours qui ont précédé, on ne réfléchit pas à ce qu'on aimerait faire, mais où on rajuste sa coiffure devant la grille de l'école privée pour récupérer Mélanie, ce jour-là, elle est peut-être galvanisée par d'autres certitudes, une bonne note, et la gamine nous voit et, du haut de ses six ans, nous dit qu'on est mal habillée et qu'on lui fait honte. Alors oui, en voyant cet être animé de pure méchanceté, une méchanceté au-dessus de ses forces, parce que tellement petite qu'on pourrait serrer son cou jusqu'à ce que le pouce et l'index se rejoignent, on réalise que c'est une Maurin, et qu'on a eu beau la porter en nous, elle ira dans le monde comme une Maurin, avec notre complicité lâche, celle qui accepte qu'on la mette dans cette école remplie de Maurin, celle qui ne bronche pas quand la mère Maurin donne ses leçons de politesse, là où dire « merde » est bien plus impardonnable que sa condescendance. Dire « merde », c'est plus grave que de mettre un enfant dans un parc à bébés experts-comptables et veiller à ce que lui aussi en devienne un, le plus vite possible. Extirper tout ce qui pourrait faire enfance, lui parler comme un adulte, surveiller ses fréquentations, lui faire répéter son rôle dès la naissance pour s'assurer qu'un jour il pourra être un Christophe Maurin, un président d'Ordre. Et si par malheur il aime un peu la nature, en faire un pharmacien. Ne pas dire « merde », c'est grossier. Dire « amen », c'est bien, parce qu'il faut être poli et remercier quelqu'un, pour avoir une vie tellement magnifique. La chance qu'on a. Comme ce serait impoli de ne pas remercier le ciel d'avoir fait de nous des Maurin. Dire merde c'est impoli, ne pas dire merci, c'est impoli. Heureusement, le jour où la nouvelle Maurin te dit que tu lui fais honte, il te reste un peu de bonne éducation. Alors non, tu ne la balances pas sous les roues du camion qui longe le trottoir, tu lui prends la main, tu l'accompagnes à la voiture en lui disant que ce n'est pas gentil, comme si elle ne le savait pas, la petite garce, et tu fais même attention à bien attacher sa ceinture, pour qu'il ne lui arrive rien. Mais tu sais, tu sais que tu es découverte, que l'enfant a vu une gesticulation en toi, infime, au point de l'avoir toi-même oubliée, elle est encore là. Une résistance, une incapacité à enfiler le bon costume. Alors tu peux tenter d'asphyxier cette gesticulation, on doit y arriver.

Non, contrairement à ce qu'a dit la policière, je ne suis pas une « maman », et non, pendant deux ans je n'ai pas « rien fait », j'ai fait plus qu'elle et tous ses collègues feront en une vie. J'ai jeté le réveil, jeté les impératifs, jeté les « titous », jeté le mari, jeté la famille, jeté la maison, jeté les injonctions. J'ai trouvé, au fond de moi, la forêt, et la clairière. Je m'y suis fondue parce que le rôle était autrement plus beau que celui de « maman » vivant dans la maison morte des Maurin. Si c'est ça la vie, je vous la laisse. J'ai fait des nids, magnifiques, parfaits jusque dans leur irrégularité. Ça n'a peut-être aucun sens pour la policière, pour l'avocat, le juge, pour Christophe Maurin, sa mère, Mélanie, mais je suis sûre que cette beauté-là, pour quiconque sait la voir, est réconfortante, et peut même inciter au réveil. Quand je repense à mes nids, c'est ce que je ressens, un profond bien-être, celui du sentiment du devoir accompli. Pas pour un patron ou un mari, pour des voisines ou pour la maîtresse d'école. Un devoir accompli pour celle que j'ai été, un jour.

La pluie s'est arrêtée, notre trou a rapidement avalé l'eau et nous avons pu travailler la terre encore meuble, comme une poterie. Nous en rapportions des paquets aux endroits trop creusés, et lissions les parois avec nos mains humides jusqu'à obtenir un aspect plat, et luisant. Après quelques jours nous avions reproduit une sorte de cratère géant, à la circonférence parfaite et à l'aspect légèrement granuleux. La terre séchait et craquelait par endroits, dessinant des motifs abstraits. Tonio croyait que nous avions fini, que nous allions en faire une espèce de piscine, qu'enfin ce chantier insensé allait s'arrêter. Mais nous avions encore beaucoup de travail. Des milliers de branches à trier. Les plus fines, plus souples, plus accueillantes, devaient être disposées au fond tandis que les grosses branches assureraient la solidité de la structure, notamment tout ce qui dépasserait de la terre, car le nid ne devait pas être totalement enterré, nous devions le voir en arrivant dans la clairière, nous devions grimper pour y entrer. J'ai passé des semaines, assise au milieu de toutes les branches de bois mort que nous avions trouvées. Comme un immense tapis, tout autour de moi, des branches qui séchaient, perdaient leur écorce, viraient au gris, au jaune pâle, au blanc doux. Je les regroupais par tailles, par couleurs, mais aussi par textures, en réfléchissant aux associations harmonieuses et aux nécessités de construction. Le plus souvent, Tonio revenait vers moi et me tendait quelque chose à manger. Je n'aurais rien fait d'autre que ça, préparer minutieusement ma structure. Dans la clairière il nous arrivait d'entendre claquer les balles des chasseurs au loin, sans jamais voir personne.

Mes silences, la faim, la fatigue, nos odeurs âcres ont dû peser sur Tonio, au point que lui aussi, finisse par s'isoler en lui, malgré lui. J'aurais dû l'associer davantage, lui expliquer, lui demander des conseils, il aurait eu l'impression que tout ça avait un sens, ces mois autour de notre cratère, à trier des branches. Il a peut-être pensé que j'allais faire ça toute ma vie, que, maintenant que nous avions ce grand trou au milieu de la clairière, j'allais passer mes jours à trier tout le bois de la forêt, tout le bois mort. Nous aurions tout ramassé, mais un coup de vent, une tempête, il y en aurait des milliers d'autres, nouveaux. Se voyait-il prisonnier de mon inexplicable folie de tri, tenu par une forme de reconnaissance ? Après tout, j'avais osé le prendre en stop quand il sortait de là-bas, personne ne l'aurait fait. Plusieurs fois il m'a dit : « Je ne comprends pas du tout ce qu'on fait », et j'étais incapable de lui répondre. Il en a sûrement souffert. Il pouvait retourner en ville, je ne le tenais pas en cage, mais quelque chose l'empêchait. Il aurait mieux réagi, quand les autres sont arrivés, s'il avait bien vécu la période de construction du premier nid.

Il m'arrivait encore de l'appeler contre moi, certaines nuits. On puait. On ne se lavait presque plus, juste un peu d'eau vite fait. Étrangement, on ne sent plus sa propre odeur, mais celle de l'autre vous permet de l'imaginer. C'est un vinaigre très épais, qui se teinte de terre humide et d'oint. Les cheveux, après un passage gras, se figent, perdent leur souplesse, sentent ensuite l'écurie. Les peaux suintent, brunissent, lorsqu'on se frôle, elles se plaquent, le besoin s'empare de nous, malgré la fatigue. Deviner l'autre, errer et accueillir son errance, ne rien rater de cette mystique, du moment où la tendresse n'a plus rien de mondain, elle accompagne l'animalité, on ne se regarde plus, on ne se contrôle plus, la représentation n'existe pas, les peaux, le souffle, rien n'est interdit, on prend tout, l'avidité n'a rien d'obscène, on peut gueuler, personne ne jugera, et pleurer même, si on a approché la zone de départ, celle où on se retrouve absolument seule, coupée du monde, même de l'autre, là, à côté, poser un pied dans cette zone, être prête à embarquer, et revenir à l'autre en hurlant de colère et de satisfaction. Au moins j'aurai connu ça, deux ans d'après la policière, d'intensité aveugle.

Au retour des oiseaux migrateurs j'ai commencé la construction. Nous avons nidifié ensemble. Le trou était immense, et malgré les tas de branches amassées, il en manquait toujours. Il fallait s'aventurer plus loin dans la forêt, traquer d'autres endroits, avec d'autres arbres qui apporteraient d'autres densités, d'autres teintes. À la fin de la journée, alors que nous n'avions disposé au mieux qu'une dizaine de branches, Tonio se fissurait.

Le premier nid, monumental, a été achevé avant les fortes chaleurs, à un moment où l'air de la forêt circulait encore jusqu'à la clairière. Il sortait des profondeurs, de ce trou que nous avions creusé dans la terre qui nous accueillait, et il remontait sur une cinquantaine de centimètres à la surface, dans un mouvement circulaire parfait, comme une couronne. Quand j'ai posé les dernières branches, j'ai dit à Tonio : « On a fini. » Il s'est figé, n'a pas répondu, a gravement regardé le nid. Le soleil en disparaissant derrière les pins donnait à nos branches assemblées un éclat nostalgique de fin de journée.

Tandis que l'ombre gagnait, nous pouvions encore deviner la fragilité de chacun de nos gestes. Il a compris tout ce que nous venions d'accomplir. Il a compris, quand j'ai enjambé le haut du nid, que je suis descendue jusqu'au centre, au cœur de la terre, que je me suis allongée là, sentant le craquement minuscule des branches qui s'ajustaient pour m'installer, il a compris, parce qu'il ne m'a rien dit, pas un mot. Il n'est pas venu, il a su qu'il fallait me laisser seule là, pour cette nuit au moins, lovée dans l'exact contraire de la cloche de verre.

J'y ai passé de nombreuses nuits, sans vraiment dormir, dans un état intermédiaire où le sommeil me prenait, sans m'embarquer. J'avais la conscience claire d'être là où j'étais, je sentais chaque branche sous moi, je situais précisément chaque étoile tout en abolissant le temps. Un état proche de l'endormissement, du moment de bascule entre conscience et évanouissement, mais qui durait toute la nuit. Je n'ai jamais proposé à Tonio de dormir dans le nid, et c'est peut-être là que nous nous sommes perdus. Je dormais moins dans le camion, nous n'avions plus nos moments, j'ai compris que pour lui, ils constituaient l'aboutissement d'une journée réussie, tandis que pour moi, ils n'étaient qu'une étape de relâchement pour m'approcher de l'état flottant dans lequel le nid me plongeait toute la nuit. Je n'en avais plus besoin. Je n'avais pas fait tout ça pour recommencer, comme avec Christophe Maurin, me convaincre que ses envies étaient les miennes, que je n'étais pas normale si je ne le faisais pas. Nous avons construit d'autres nids, plus petits, à d'autres endroits de la forêt. Nous y avons passé l'été. J'espérais compenser ce qui lui manquait. Mais quelque chose d'un peu mécanique avait pris le relais, la magie du tâtonnement n'était plus là, et notre technique s'améliorait, si bien que nous savions, avant même de démarrer un nid, que nous en viendrions à bout. À la fin de l'été on ne couchait plus du tout ensemble, et c'est certain, ça a pesé sur la suite, quand les types sont arrivés.

J'ai le souvenir très net de cette journée. Les tirs des chasseurs résonnaient, à peine étouffés par l'air cotonneux. La saison était ouverte. Les oiseaux quittaient l'endroit, il était temps de les massacrer. Ils étaient trois. Les premiers qu'on voyait depuis des mois. À cette saison, les curistes évitent de trop se promener en forêt, pour ne pas prendre une balle perdue. On voyait bien qu'eux n'étaient pas des chasseurs, et qu'ils n'avaient rien à faire là.

Tonio

Je suis tombé sur eux en revenant de la source. J'avais trouvé un filet d'eau qui traversait la forêt. Quand il coulait j'y allais tous les trois jours pour remplir nos gourdes. Est-ce qu'ils nous auraient trouvés si je n'avais pas été là ? Auraient-ils poussé encore plus loin leur exploration ? J'en doute. On les sentait très mal à l'aise déjà, loin de leur milieu. Avec leurs habits larges, leurs baskets, leurs casquettes, on voyait qu'ils avaient dû se tromper d'endroit, et en même temps, si vraiment ils ne voulaient pas être là, il leur aurait suffi de reculer dès les premiers mètres et de remonter dans leur voiture. Quand ils m'ont vu approcher, l'un d'eux a pris un énorme appareil photo, et a commencé à me photographier tandis que je m'avançais. Ils poussaient des petits cris d'étonnement, des jurons, tout en continuant à shooter. On aurait dit qu'ils espéraient me garder à distance, comme un animal menaçant. J'ai souri pour leur montrer mes bonnes intentions, mais tous les trois semblaient toujours très crispés. Ils étaient jeunes, bien plus costauds que moi, mais loin de chez eux, et dans ce cas, on redoute toujours que la partie se joue avec des règles inconnues. En arrivant à leur hauteur, je me suis rendu compte de ma puanteur, parce que j'ai senti leurs parfums, des trucs sucrés qui faisaient tache dans la forêt. Nous nous faisions face, moi et mon sourire forcé, il devait être terrifiant, eux dans leur puissance de la taille et du nombre, inutile. J'avais de vieilles bases d'anglais, mais je ne comprenais rien à ce qu'ils racontaient. Ils m'ont montré leurs appareils photos, des petites caméras. Des Américains venus faire un film. À cette époque-là je ne savais rien de leur projet. J'avais réussi à déchiffrer qu'ils étaient en repérage, qu'ils prenaient des images, je leur ai proposé de les accompagner dans la forêt, je ne sais pas ce qu'ils ont compris de ma proposition mais ils m'ont suivi. Si je ne m'étais pas senti aussi seul, je ne les aurais pas conduits aux nids, pas tout de suite, sans savoir ce qu'ils cherchaient. Mais depuis des mois, je n'avais rien fait d'autre que ça, et enfin je pouvais les montrer à quelqu'un, et peut-être les intéresser. J'ai été flatté de leur réaction quand je leur ai montré le premier nid. Il n'était pas très grand, un adulte pouvait s'y tenir en se recroquevillant, mais ils ont dit tous ces mots que les Américains prononcent en rafale quand ils s'emballent. S'ils n'avaient pas régi comme ça, je me serais arrêté là, mais en voyant que devant un petit nid ils sortaient toutes leurs machines et filmaient sous tous les angles, j'ai voulu tout leur montrer. À chaque nid les mêmes « Damn ! », jusqu'au nid principal dans la clairière qui les a fait hurler rien qu'en l'apercevant de loin. Dès qu'elle nous a vus, Sandrine m'en a voulu. Elle m'a juste dit, le soir, avant d'aller s'allonger dans le grand nid : « Tu aurais dû m'en parler avant, ça ne concerne pas que toi. » Ils sont restés dans la clairière toute la journée, ils ont filmé le nid, l'ont photographié, ont choisi des angles, ont attendu différentes lumières. Sandrine se tenait à l'écart. Moi j'essayais de les aider. Quand le soleil a commencé à baisser j'ai senti leur inquiétude, comme s'ils se rappelaient soudain qu'ils étaient loin de chez eux. J'ai proposé de les raccompagner, ils ont sorti leurs téléphones, ont constaté qu'ils ne captaient rien, là ils ont paniqué. J'ai mélangé les quelques mots que je connaissais et pas mal de mime pour renouveler ma proposition de les raccompagner, ils ont compris, ont accepté entre soulagement et crainte. Nous avons marché pendant longtemps avant de retrouver leur voiture, il faisait nuit, ils ne se sont détendus qu'en s'asseyant dans les sièges. Ils m'ont remercié, à leur tour ils ont mimé et dit « demain, ici, ten ». J'ai accepté, et le lendemain, ils prenaient beaucoup de notes et de photos en traversant la forêt. Ils ont ensuite à nouveau filmé les nids, ils m'ont demandé de les raccompagner mais cette fois ils ont insisté pour ouvrir la marche, comme pour vérifier qu'ils reconnaissaient le chemin.

Pascal

Je faisais face à une forêt de moyenne montagne où les arbres anarchistes poussaient selon les cailloux, le vent, l'ensoleillement… Ces forêts ne se montrent jamais dans leur intégralité. On n'en devine que de petits bouts car le relief absorbe le reste. Il faut y pénétrer pour en découvrir la suite, mais on perd alors l'idée qu'on se faisait d'elle en y entrant. Je préfère nettement les forêts de plaine, où un point surélevé permet de voir la densité verte de bout en bout. Du belvédère, contempler la masse de hêtres et de chênes verts, la trouée que l'homme a laissée, qui file dans le lointain, à peine traversée de chevaux au triple galop qui font vibrer la terre, avant de disparaître. En plaine, les hommes ont dompté la nature, ici ils ont trop délégué. Jusqu'à l'hostilité.

Je suivais les conseils de la fille du syndicat d'initiative et la trace de Sandrine Maurin née Stievenard, qui avait vécu, là, « avec son footballeur ». À l'écart de la ville tiède, à l'ombre d'autres reliefs, la forêt était irriguée par un vent léger mais permanent. Équipé de mon polo, j'enviais les polaires Quechua des curistes et accélérais le pas pour me réchauffer.

Après un temps court, la marche en forêt déclenche, même dans cet étrange entassement d'arbres parmi les roches, la sensation d'échapper à son être. Ou du moins à ses préoccupations. Comme si on devenait, après quelques pas, un pur corps débarrassé de l'emprise des pensées, ramené à une fonction mécanique par l'oscillation des membres. Est-ce parce que l'esprit est concentré à assurer l'équilibre de l'ensemble qu'il lui est impossible de faire autre chose, de se perdre dans les méandres de nos réflexions poisseuses, de zigzaguer dans les contraintes de nos désirs et de nos frustrations ? Il y a le prochain pas à assurer. Duquel dépend le suivant et ainsi de suite. Ne pas rater le moment précis où le bras gauche se retire, où la jambe droite porte tout le corps tandis que celle de gauche prend son impulsion, suivant aveuglément le bras droit sous la surveillance de l'oreille interne, qui stabilise la voûte plantaire… Une baisse de vigilance, une pensée pour la main fraîche de Lucie et c'est la chute. Quelque chose de définitif, de profond, de la survie de l'espèce s'est scellé. Quand on se met en marche, on doit avoir la certitude que rien ne viendra empêcher le trajet de se faire, il faut une confiance absolue dans chaque pas pour amorcer le départ, il faut que la question ne se pose pas, que ça aille de soi. Alors on peut partir. Et l'arrachement au confort dont on jouit lorsqu'on est assis, chez soi, n'a de sens que si l'on sait que tous les doutes ayant précédé la première impulsion seront momentanément en pause, le temps de la marche. L'homme qui marche signe une paix temporaire avec ses tourments. Sans cette certitude, les premiers hommes n'auraient jamais quitté leurs cavernes, et je n'aurais jamais quitté ma chambre à L'Edelweiss.

Je ne tarderais pas à être déçu par ma propre théorie *new age*. Je marchais depuis des heures, un peu perdu, décrochant de temps en temps des chemins balisés à la recherche d'une vue. Rien. Dans cette vallée d'ombres, le soleil ne perçait pas, on étouffait non de chaleur mais d'obscurité. Il flottait sur ces sentiers une lumière de petite bougie, comme chez Vermeer, mais, parmi les arbres et les bruits de la nature, tout ce qui faisait le charme et le raffinement du peintre hollandais laissait place à une vague angoisse, diffuse. Flavescente ?

J'étais incapable de n'être qu'un corps. L'obscurité permanente transformait ma petite balade en piège. En l'absence de panorama, mes pensées ne pouvaient s'évacuer vers l'horizon, elles restaient là, sous une cloche de branches et de feuilles, maturant à mesure que je m'enfonçais. Pas de réseau, pas de carte, pas de boussole, pas de soleil. J'errais parmi les chênes et les pins, incommodé par l'odeur de décomposition émanant du tapis de feuilles qui happait mes chaussures. Ma petite histoire sur le triomphe du corps avait vécu. Mon corps lui-même me le rappelait, mes chevilles gémissaient, mes mollets crissaient, mes cuisses se tétanisaient, je transpirais la peur de l'errance. Incapable de me concentrer, j'avais la mauvaise habitude de me promener dans les tableaux bien encadrés des maîtres. Incapable de me battre j'avais laissé filer Lucie, je l'avais perdue à jamais et par là même, j'avais perdu tout espoir de me trouver. Cette promenade en forêt n'offrait aucune échappée, elle me ramenait sans cesse dans les impasses de mon existence.

Le premier week-end où Lucie était retournée chez elle, auprès de l'autre, l'être polyaimé, j'avais ressenti la violence de l'abandon. Plutôt que de le lui dire, ou de me plaindre – trop commun – j'ai recommencé à peindre. Je n'avais plus peint sérieusement depuis des décennies. Depuis que j'avais découvert Jean-Baptiste Sécheret et que j'avais mesuré tout ce qui me séparait d'un véritable artiste de mon temps. Mais j'avais encore des restes de technique, et la peinture, si elle ne me permettait pas de susciter l'émotion indéfinissable que je cherchais étudiant, me donnait au moins la possibilité de mettre en scène mes jérémiades. À la S.P.A de Lille j'ai pris des photos de Francis, Risette et Bronx, trois bâtards abandonnés. Dans mon studio, avec application, j'ai réalisé trois portraits réalistes, en noir et blanc, de ces trois chiens. Au cas où Lucie ne comprendrait pas le message, j'avais un peu forcé leur regard pour leur donner une allure presque humaine… Je crois que mes peintures ont toujours manqué de subtilité. J'appuie le trait, j'insiste trop sur ce qu'il faut voir. Je l'ai compris immédiatement en découvrant la légèreté brumeuse des toiles de Jean-Baptiste Sécheret. J'ai haï ce type de tout mon être. Lui, et ses nuances. Il avait préempté le terrain figuratif que je rêvais d'occuper, en rupture avec les premières installations et autres abstractions de moins en moins convaincantes qui résumaient l'art de mon époque. J'avais l'intuition d'un créneau à prendre, de la nécessité de revenir au paysage, au dessin, à la technique, mais je n'en avais pas les moyens. Lui avait la grâce, quelque chose d'impossible à décrypter, qui s'incarne dans la façon dont le pinceau se dépose sur la toile, avec la bonne pression, au bon endroit, d'un geste léger et sûr. Je l'ai su en voyant sa première peinture exposée, alors qu'il était étudiant, comme moi, et avait réalisé un paysage de montagne de Savoie récompensé par le prix Paul-Louis Weiller. Sa justesse m'avait anéanti et définitivement orienté vers le commentaire, la connaissance des arts, plutôt que la pratique. J'avais abdiqué sur-le-champ. Les années ont pacifié mon rapport à la peinture. Mon ambition, avec mes portraits canins, n'était plus artistique mais purement pratique : je me contentais d'apitoyer Lucie et de la culpabiliser. Les chiens regardaient le spectateur avec plus d'humanité que les anciens maîtres qui les avaient abandonnés pour partir en vacances dans le Sud. Sans le savoir alors, je les imaginais rôtir au soleil, sur une plage qui aurait pu être celle de Port-l'Annonciade. Ma technique restait honorable, les proportions étaient bien rendues, la composition était simple mais correcte, le noir et blanc accentuait l'effet dramatique. J'avais gardé mes qualités de peintre amateur malgré les années. Bien plus que la joie de peindre dont je me suis toujours méfié, je retrouvais surtout l'odeur de la térébenthine. Le diluant avait immédiatement envahi mon studio et brûlé mon cerveau, suspendant le temps, libérant le geste, troublant légèrement l'image comme dans les toiles de cet enfoiré de Jean-Baptiste Sécheret. Mais tout finit par s'évaporer, et sur la toile, la lucidité revient, le flottement disparaît, ne restent que les traits propres du peintre amateur honorable.

« Je devrais partir plus souvent, on dirait que mon absence t'inspire. Tu dessines vraiment bien, c'est fou, on dirait que le chien me regarde. Je ne te pensais pas si bon. »

J'attendais qu'elle fonde d'émotion et qu'elle me tombe dans les bras en s'excusant de m'avoir abandonné. Je me suis senti très adolescent, une vieille sensation désagréable, quand, vers 15 ou 16 ans, les filles à qui j'offrais mes dessins m'embrassaient sur la joue avec beaucoup d'entrain, mais jamais plus. Si seulement j'avais su jouer de la guitare elles auraient enfin voulu coucher avec moi. Dans le dessin, quelque chose vous éloigne, une gêne, parce que chaque détail est rendu de mémoire, chaque trait une caresse d'impuissant. Il faudrait ne dessiner que les filles avec qui on couche ; les autres, à part les mettre mal à l'aise…

« Tu devrais faire un projet pédagogique autour de ces peintures, demander aux élèves de partir de leurs animaux et de les humaniser. C'est une bonne façon de les intéresser aux arts plastiques. Je suis sûre que vous pourriez même faire une exposition au Louvre-Lens, ils font plein d'actions avec les classes. Et les collègues seraient impressionnés, ils te verraient autrement que comme une espèce d'encyclopédie sur l'art. Ils te prendraient pour un artiste ! »

Après cette salve d'humiliations, elle m'avait embrassé et mon corps, affaibli, n'avait pas eu la force de refuser de faire l'amour.

Face à moi, un léger soleil se faufilant à la cime des arbres esquisse un dégagement de terre. À travers le haut feuillage de deux pins encore trop éloignés l'un de l'autre pour tirer complètement le rideau, une lumière filtre, laissant apparaître un monticule tapi au centre d'une clairière. Parmi la nature discrètement hostile, la main de l'homme a œuvré à une construction circulaire d'environ deux mètres de diamètre, en partie enfouie. On a décaissé un bon mètre de terre et, au fond de ce trou, agencé des branches, fines dans la profondeur, de plus en plus épaisses en remontant. Elles ont été disposées avec minutie, parallèlement au sol, et tiennent entre elles grâce à d'autres branches verticales qui rythment la construction autant qu'elles la fortifient. En arrivant à la limite du sol, on a rajouté sur le pourtour la terre extraite, ce qui donne une impression étrange de cratère renfermant des milliers de restes d'arbres. Il m'a fallu en faire le tour plusieurs fois, et observer la précision de l'ensemble pour comprendre qu'il s'agit d'un nid. Un nid géant, à taille humaine, édifié au cœur d'une forêt où l'on ne peut se trouver qu'après s'être perdu. Un homme, méticuleusement, au terme d'un travail physique intense, a creusé son nid. Avec le temps l'écorce des branches pèle, révélant un bois blanchi, doux et luisant, qui renvoie au centre de la clairière un halo pâle, presque lunaire. En approchant, on est frappés par la beauté de l'assemblage, un tissage massif, autant que par l'odeur de l'humus, des profondeurs de la terre, du pétrichor et de bois séchant. Odeurs puissantes, entêtantes, jaillies du centre du nid, comme un appel, lointain, du fond de la terre, appât irrésistible, accueillant, convoquant en moi des souvenirs si enfouis que j'ignorais les avoir vécus. La marche m'a épuisé et plus rien ne fait barrière aux messages adressés à mon cerveau reptilien. Il a momentanément pris le relais. J'escalade le monticule pour pénétrer dans le nid, progresser doucement pour ne rien casser, ne pas tomber, me laisser guider vers le centre, vers le cœur. Là le vent ne passe plus. On n'entend rien, que le craquement des branches qui s'ajustent sous mon poids pour mieux m'accueillir. La lumière se dépose avec douceur au fond de ce trou, elle a abandonné sa puissance aux premières branches, pour bien signaler le nid ; mais une fois au fond, elle enrobe l'atmosphère, comme une veilleuse. Alors je me recroqueville. Je sens la terre humide sous moi, et le réconfort du bois qui m'en isole. Je ne pense plus. Blackout. Un oubli, jusqu'à soi. Un instant où mon corps et mon esprit connectent autre chose qu'eux-mêmes. Quoi ? Dieu ? La Nature ? L'un et l'autre sont-ils une seule et même chose ? Est-ce l'épuisement qui éteint la lumière, ou ce drôle de nid qui me débranche ? À un moment, sous la protection de l'empyrée, je disparais.

Tonio

Après leur départ nous avons continué à faire des petits nids, des constructions qui nous prenaient une vingtaine de jours. Il devait y en avoir quinze de plus quand ils sont revenus. Nous avons passé notre deuxième hiver dans le camion, j'ai attrapé toutes les maladies de la terre. J'alternais périodes de fièvre et complications pulmonaires, toujours cette humidité et ce froid. Je n'ai pas eu le courage de partir, je pensais que je ne pouvais pas laisser Sandrine seule, qu'il fallait la protéger. Même s'ils n'avaient jamais poussé jusqu'à notre clairière, un jour, il pouvait y avoir un groupe de chasseurs qui passe et qui, la voyant seule, se dirait qu'ici, personne n'entendrait rien, qu'on n'en saurait jamais rien. Je connais les hommes, ce qui les retient c'est moins la bonté que la peur d'être jugés. Mais ici un viol ou un meurtre peut rester le secret d'un groupe. Alors je restais. Et peut-être que les Américains reviendraient.

L'élan qu'il y avait en elle au moment du premier nid, son espèce de chaleur mystique, avait disparu. Tout était plus mécanique. Depuis que j'avais ramené l'équipe de tournage, elle me parlait encore moins, juste pour des consignes, s'il fallait des grandes branches, ou des petites. J'ai essayé quelquefois de discuter, elle me regardait sans répondre, comme si je m'adressais à quelqu'un au-dessus de son épaule. Une seule fois, elle a parlé, longtemps, sans s'interrompre. Quelques jours avant que l'équipe revienne. Peut-être qu'elle le pressentait, qu'elle voulait me dire ça, avant que tout s'arrête. On était dans la clairière, et je guettais le passage de l'avion du soir ; son survol nous rappelait une réalité en cours, à quelques heures de là. Il a laissé deux grosses traces blanches dans son sillage. Et je lui ai répété ce qu'un type m'avait expliqué un jour, j'ai voulu faire le savant, je lui ai dit : « Ils mettent des produits chimiques dans les avions, et les traces qu'on voit là, c'est la marque de ces médicaments que le gouvernement diffuse, pour nous anesthésier, nous obliger à ne pas nous révolter. » Je me rappelle, j'étais très excité quand j'avais appris ça. Il y avait un mot anglais, mais je l'ai oublié. Sandrine m'a répondu : « Tu crois vraiment à ces conneries ? Tu crois vraiment qu'ils ont besoin de mettre des médicaments dans l'air pour que les gens renoncent à se révolter ? Tu ne crois pas que c'est l'excuse la plus nulle à la lâcheté, ton histoire ? Donne-leur un Smic, ou mieux, un peu plus qu'un Smic, pour que déjà ils aient peur de perdre ce qui les sépare à peine de la misère. Donne-leur juste ça, et regarde-les faire. Regarde comme ils vont remplir leur existence, en s'achetant des habits qu'ils ont vus à la télé, en prenant un crédit pour acheter une voiture plus grosse que celle du voisin, en prenant un autre crédit pour acheter une maison avec un trottoir pour jardin, jusqu'au moment où ils seront trop vieux pour pouvoir bouger une oreille. Regarde-les combler chaque minute disponible en disparaissant dans leurs écrans, où là encore, ils vont pouvoir alimenter leurs rêves sinistres : un autre t-shirt, une autre voiture, un parfum. Contempler la fausse vie des autres. Et quand ils ont fait le tour de ce qu'ils peuvent espérer ici, fais-leur miroiter un ailleurs. Un voyage. Une fois par an, avec la femme et les gosses, dans un endroit qui ressemble à leurs publicités, avec buffet à volonté au petit déjeuner. Tends-leur ça, une fois par an, cet avion, celui que tu surveilles tous les soirs. Tends-leur l'évasion, jusqu'à ce qu'ils ne s'interrogent même plus sur le sens de ce mot. Rêver de s'évader sans se savoir prisonnier. Quinze jours d'évasion, tous les ans, au mieux. Un truc pour les faire tenir trois cent cinquante jours, à se lever, vivre une vie qu'ils détestent, peu à peu s'oublier, et ne tenir qu'avec l'espoir de monter dans cet avion, de vivre sans trop compter pendant quinze jours, le dernier soir, dans le restaurant un peu plus chic où ils auront réservé, les laisser imaginer qu'un jour ils plaqueront tout et qu'ils viendront vivre ici. Mais pour ça il faut bosser, rembourser les crédits, se tenir bien droit. Fermer sa gueule quand un chef caractériel les prend en grippe, fermer sa gueule si les heures supplémentaires ne sont pas payées, parce qu'il n'y a pas besoin de produits chimiques dans les avions pour qu'ils comprennent d'eux-mêmes qu'en l'ouvrant un peu trop ils perdront tout. Le monde qu'on a construit pour eux se résume à ça. Toute leur curiosité est orientée vers ça. Rien de ce qui existe en dehors de ça n'est réellement visible. Et un jour, parce qu'il en a marre, un type m'appelle et me dit : « Tu me vires François, je ne peux plus le blairer, il n'avance plus, c'est infernal, tu fais comme tu veux mais dans un mois il est dehors. » Alors en reprenant mes modèles, en les modifiant légèrement pour coller à l'espèce, je prépare un papier. Une petite feuille A4 qui signe la mort du voyage annuel au soleil. Fin de l'évasion, perpétuité réelle. Les autres qui voient François partir, François qui fanfaronnait pas mal ces derniers temps, qu'on soupçonnait de piquer un peu de matériel pour faire ses affaires dans son coin, les autres font leurs calculs et crois-moi, on n'a pas besoin de mettre des produits chimiques dans des avions pour que les gens se tiennent. Chaque fois qu'ils voient passer l'avion au-dessus de leurs têtes, ce n'est pas la chimie qui les empêche de tout casser, c'est la peur de ne plus jamais monter dedans qui les tient. Et pour supporter leur lâcheté, ils préfèrent imaginer des histoires de chimie et de complot du gouvernement, parce que sinon, s'ils devaient faire face à leur impasse, il faudrait se flinguer. Ou partir. »

Sandrine

Ils sont revenus à la fin de la période de migration des oiseaux, au moment où les températures remontent et où nous passions davantage de temps dans la forêt que dans la clairière. Juste avant de les voir, tout s'est tu, comme si les arbres et toute la faune comprenaient ce qui allait arriver ; la tornade. Ce devait être le mois de mai. La ville s'est invitée chez nous, elle nous avait rattrapés, elle n'avait pas pu lâcher ce petit rien où j'avais cru que nous pourrions vivre selon d'autres règles. Ils étaient une trentaine au moins, chargés de matériel, de caméras, de spots, de groupes électrogènes, de tentes… Tonio a répondu à leurs simagrées, ils faisaient tous ces gestes pour se saluer, se prenaient dans les bras comme s'ils étaient amis de vingt ans. Je leur ai fait un signe de tête. Ils ont tout de suite installé leur matériel dans la clairière, autour du grand nid, il n'y avait pas de temps à perdre. Leur bruit a fait fuir toute la faune à des kilomètres. Quand j'ai compris qu'il s'agissait d'un tournage de clip, et que nous allions entendre hurler toute la journée leur musique j'ai essayé de marcher loin dans la forêt mais l'épaisseur de l'air avait changé, l'équilibre s'était dissous, le son me poursuivait.

Le chanteur s'est présenté, il était très poli, je ne comprenais pas très bien ce qu'il disait mais il était question du nid et de la nature. Il me parlait avec une sorte de déférence, ou peut-être était-ce juste de la gêne. Quand la musique démarrait et qu'il se mettait en scène, qu'il mimait les paroles de sa chanson, il était beaucoup plus vindicatif et habité. Je me suis vaguement demandé qui il était vraiment. Je suis restée une dizaine de minutes pour voir ce tournage. Je ne sais pas ce que disait sa chanson, mais j'étais triste. On nous avait retrouvés.

Tonio appréciait leur compagnie, il écoutait leur musique en roulant la tête et en lançant ses bras comme une turbine d'un vieux moulin à eau et, ne disposant que d'une dizaine de mots anglais, luttait pour lancer des conversations immédiatement avortées. Ma compagnie ne lui suffisait plus, la sienne me pesait. Je préférais marcher dans les bois jusqu'à ce que je n'entende plus de musique et ne voie plus personne.

Les téléphones ne passaient pas ici, pourtant je sentais bien les ondes revenir. À moins que ce ne soit la présence des hommes qui m'était devenue insupportable. En les voyant trimbaler tous leurs câbles, leurs caméras, leurs groupes électrogènes au milieu de mes nids j'étais prise de violents maux de tête, la nausée.

J'avais rêvé quelque chose de beau, qui se suffisait dans sa simplicité, qui prenait place au milieu du reste, collaborait au lieu. Pas besoin d'en faire plus, pas besoin de toute cette mise en scène, de toute cette agitation.

Au troisième jour du tournage, Tonio est venu me voir et m'a dit : « J'ai écrit des textes de slam quand j'étais là-bas, je crois que je vais aller leur chanter. J'ai besoin de ton avis », j'ai été assaillie de bourdonnements. Pas la force, mal à la tête, tout ce bruit, ce bruit, ils chantent, ils courent, ils dansent, rien n'est calme, les spots écrasent le paysage, ils crient, ça n'arrête jamais, ça tourne, ils démontent, ils remontent, et craquement, et explosion et moteur, onomatopées, ça cogne, ça dévisse, ils roulent au milieu des nids, pas de danse, traveling, flash, crépitements, chorégraphie, on tourne, chanson, chanson, chanson. Je vais partir, sur-le-champ. J'ai le souvenir d'avoir répété « sur-le-champ », d'une voix autoritaire.

Je devais avoir l'air d'une folle dans mon petit camion au milieu de la forêt tandis qu'un clip de rap se tournait dans la clairière et que les basses grondaient pour accompagner mon nouveau départ. Le Cap'tain, La Pergola. La RN 50. À l'époque je pouvais me coller aux murs d'enceintes pour vibrer avec les basses des musiques électroniques qu'on ne jouait que dans les clubs belges. Les nappes de synthétiseurs se superposaient jusqu'à écraser les ondes, les rythmes et les lasers se synchronisaient, saturaient l'espace, m'isolaient enfin de tout. Dans cette nuit immense et hurlante, je m'inventais un nid de néons que j'étais la seule à voir. Les lendemains s'enveloppaient d'acouphènes, on baignait dans les souvenirs chimiques et grignotés, cocktails d'acides et de jeunesse où dansait encore notre colère. Dans ce flottement, la vie devenait supportable par la seule perspective de la prochaine fuite nocturne sur la RN 50, là où, entassés à beaucoup trop dans des voitures mal réparées, nous pourrions encore croire que jamais nous ne rentrerions chez nous.

3.
SEUL·E·S

I remember you was conflicted
Misusing your influence, sometimes I did the same
Abusing my power full of resentment
Resentment that turned into a deep depression
Found myself screamin' in the hotel room
I didn't wanna self destruct
The evils of Lucy was all around me
So I went runnin' for answers
Until I came home

Je me souviens que tu étais tourmenté
Gâchant ton influence, parfois j'ai fait la même
Abusant de mon pouvoir aigre
Une aigreur transformée en profonde dépression
Jusqu'à me retrouver, hurlant dans la chambre d'hôtel
Je ne voulais pas m'autodétruire
Les maux de Lucie m'entouraient
Alors j'ai couru après des réponses
Jusqu'à ce que je rentre à la maison

Kendrick Lamar, « *For Sale?* » *(Interlude)*

Les corneilles

Léa hébergeait Lucie dans son minuscule studio de la résidence universitaire. Elles n'avaient que quelques années d'écart pourtant Lucie se sentait vieille à côté d'elle, installée, arrivée, déjà trop près de l'étape suivante : faire un enfant ou acheter une maison. Quand Léa parlait de ses études tout était très flou. Il n'y avait, au bout, ni projet professionnel ni plan de carrière. D'ailleurs, en l'écoutant bien, on se demandait s'il y avait seulement un bout. Lucie au contraire avait choisi l'enseignement très tôt. Pour transmettre, pour réparer, et sauver ceux qui étaient mal nés. Sans cette conscience précoce, elle aurait pu elle aussi être autre chose qu'une fille sérieuse. Elle comprenait, au contact de Léa et des autres, qu'en suivant son chemin, elle serait très vite une rebelle de la salle des profs, à la vie rangée et aux emportements attendus.

Elle avait demandé à Léa de lui apprendre à faire du skate. Elle la regardait filer au milieu des voitures sur sa planche, elle enviait sa lévitation de quelques centimètres, juste assez pour planer un peu. Après trois chutes Lucie avait renoncé :

– C'est à cause de mon gros cul, je bascule toujours en arrière.

– Tu n'as pas un gros cul, tu as un cul, et si tu tombes c'est juste parce que tu restes trop raide sur tes jambes.

Lucie découvrait le *body positive* et songeait à la douceur qu'aurait été son adolescence si le sujet avait existé, si elle avait pu revendiquer ses rondeurs et ne pas les combattre. Quand Garance parlait de misandrie assumée, là encore, elle était rassurée, elle n'était plus seule. Elle ne retournerait pas voir son mec, ils étaient ensemble depuis trop longtemps et leur histoire n'était qu'une autre façon de s'enterrer sans se l'avouer. Malgré leur couple libre elle se sentirait toujours trop attachée à lui et par lui. Elle ne répondrait pas non plus à Pascal. Qu'est-ce qui avait bien pu lui passer par la tête pour coucher avec lui ?

Ce soir-là elles avaient regardé des vidéos de skate en mangeant du Skyr, assises dans le canapé-lit où elles dormaient ensemble. L'algorithme de YouTube avait poussé cette vidéo en noir et blanc où Kendrick Lamar rappait dans les bois. Sonnées par la chaleur et les quelques bières qui accompagnaient leur repas, elles n'avaient pas prêté attention à la chanson *Jungle Brothers* qui vantait les vertus du retour à la nature et annonçait la sortie du nouvel album du rappeur californien. À la fin du clip, une photo d'une jeune femme. On ne saura jamais qui avait donné ce cliché, ce n'était pas celui que la presse utilisait à chaque fois qu'il était question de la « Sharon Stone du Louvre-Lens ». On reconnaissait le visage de Sandrine Maurin née Stievenard mais son regard était beaucoup plus ferme, sa bouche plus volontaire. Elle aurait pu être prise quand elle vivait dans la forêt, mais on l'imaginait mal poser devant un objectif. La détermination qui émanait d'elle a certainement joué un rôle dans tout ce qui a suivi. L'étrange tristesse qui réclamait vengeance et qui flottait dans ses yeux n'échappait à personne. La musique baissait et, sous ce visage qui disait tout de ce que Sandrine Maurin née Stievenard aurait pu être, deux mots : Free Sandrine.

Lucie a poussé un cri joyeux. Léa, en renversant sa bière, a levé les bras au ciel. Elles ont appelé Garance pour l'informer de ce qui venait de se passer. Par un improbable enchaînement dont elles ignoraient tout, un des artistes les plus reconnus de l'époque, un prix Pulitzer qui avait ses entrées à la Maison-Blanche, venait de braquer sa lumière sur Sandrine Maurin née Stievenard, la folle de la rue Jean-Bart à Lens. L'autre ne partageait pas leur joie. Il s'agissait encore une fois de l'appropriation par un homme de l'œuvre d'une femme et de son combat. La raison de leur lutte leur échappait et se morcelait. Les autres en feraient des t-shirts, des mugs et des messages pour les réseaux sociaux. Le temps d'un été elle serait une autre Frida Kahlo. Dans un premier temps elle l'a pris comme ça, une dépossession et un affaiblissement de la cause. Ensuite, une fois l'irritation dépassée, Garance a compris le bénéfice qu'elle et ses sœurs pouvaient en tirer.

Pascal

Ma vie était tellement plate que, normalement, la découverte du nid, et l'expérience de lévitation mystique qui allait avec aurait dû être le sommet de mes vacances, le moment le plus intense et le plus invraisemblable. Mais cet été, rien ne se passait comme prévu. S'il existe un bon Dieu, ou je ne sais quels esprits de la nature, c'est eux qui ont dû me guider jusqu'à L'Edelweiss. Je n'en garde aucun souvenir, je sais juste qu'à partir de là, la sensation de vivre en sourdine ne m'a plus lâché.

Comme chaque jour, j'ai passé quelques heures à actualiser ma messagerie dans l'attente de nouvelles de Lucie. Je surveillais également la page de son réseau social, inactive depuis la fin des cours. Chaque clic sur le bouton « actualiser » me procurait ma dose d'espoir, activait mon superpouvoir, celui d'y croire encore. Parfois un nouveau mail, un message publicitaire, tout était encore possible. Ensuite rien, infime déception, mais noyée dans toute ma tristesse je la remarquais à peine. Le temps s'écoulait étrangement dans cet hôtel, sûrement à cause de ce microclimat trop tempéré qui anesthésiait tout. J'ai dû passer des jours à ça : actualiser, actualiser, actualiser… Et à un moment, preuve qu'il faut toujours y croire, jusqu'au bout, les miracles existent, je peux en témoigner, l'improbable fusion de mes deux obsessions estivales a eu lieu : Lucie croisait Sandrine Maurin née Stievenard. Sur cette page que je connaissais par cœur, dont je pouvais dire, pour chaque publication, qui avait aimé, qui avait partagé, qui avait commenté, dont chaque ami était devenu une de mes connaissances puisque, ne voyant rien bouger chez Lucie, j'espérais la retrouver ailleurs, au détour d'une photo de fête chez ses amis virtuels qui exposaient les meilleurs moments de leurs vies au point que, sans jamais avoir parlé avec eux, je connaissais les prénoms de leurs enfants, leurs métiers et même l'intérieur de leur maison, soit beaucoup plus que tout ce que je savais des gens que je côtoyais au collège. Sur cette page donc, au milieu de la nuit, après des milliards d'actualisations, j'ai enfin vu apparaître un clip. Aucun message d'accompagnement, pas de cœurs ni d'étoiles, juste un lien vers la vidéo *Jungle Brothers* de Kendrick Lamar. J'aurais dû détester la chanson mais j'étais trop fatigué pour ça. Un instant j'ai pensé que mon épuisement venait de créer cette image, qu'il n'était pas possible qu'un type soit en train de rapper autour et dans le nid que j'avais découvert dans la forêt. Le refrain, très scolaire, scandait « *The city is the jungle, and we are the brothers* » sur une mélodie jouée à la flûte sur fond de percussions. Je ne connaissais pas cette branche beatnik du rap.

Dans la biographie qu'il consacrera des années plus tard à Kendrick Lamar, Blake Bailey expliquera que durant cette période, les rappeurs les plus populaires cherchaient des figures emblématiques d'artistes pour nourrir leur musique. Ainsi, Jay-Z avait privatisé le Louvre et rendait des hommages désordonnés à Picasso. Comme pour tous les nouveaux riches, la peinture constituait un moyen d'exhiber sa fortune autant qu'un placement. En tournage dans la région pour le clip « Love », un morceau de l'album *Damn*, l'équipe de Kendrick Lamar cherchait un lieu où Chagall aurait vécu pour capter quelques images, on leur avait parlé du Mas Lloret. Ils s'étaient perdus et avaient trouvé beaucoup mieux : les créations de Sandrine Maurin née Stievenard, artiste militante écologiste, emprisonnée dans son pays. Cette découverte avait contribué à faire de Kendrick Lamar le plus grand rappeur de son époque, le plus connecté aux changements en cours là où ses concurrents n'étaient plus que de vieux bourgeois aux goûts un peu vulgaires.

Le clip s'achevait sur une photo de Sandrine Maurin née Stievenard et un message demandant sa libération. J'ai vraiment cru qu'une intelligence artificielle avait ramassé tous les morceaux éparpillés dans mon cerveau pour me proposer cette scène : Lucie, Kendrick Lamar, Sandrine Maurin née Stievenard reliés par un fil invisible, dansant devant moi tandis que j'agonisais à L'Edelweiss.

L'algorithme a joué d'autres chansons du rappeur de Compton sans que j'intervienne ; elles ont pris le dessus sur moi, alors que le mot-clé FreeSandrine se répandait et que les messages de soutien se multipliaient à l'infini. Actualiser, actualiser, actualiser… Des centaines, des milliers, des millions de FreeSandrine, partout dans le monde, et Kendrick qui chantait en arrière-plan « I love myself ».

Les corneilles

Ce soir-là elles étaient une centaine devant le petit pavillon des Stievenard. Parmi elles, beaucoup de curieuses venues voir où habitait celle dont on parlait tant, mais aussi des filles du coin qui avaient croisé Sandrine adolescente, qui pensaient dès lors bien la connaître. Elle avait toujours été un peu perturbée, elles pouvaient en témoigner auprès des journalistes. Et puis des militantes, anciennes colleuses d'affiches ou partisanes de méthodes plus musclées, qui retrouvaient Léa et Garance. On allumait de petites bougies le long du trottoir, devant la porte d'entrée des Stievenard, quelques pancartes de soutien étaient posées au sol avec pour message principal *Free Sandrine,* des filles prenaient la parole à tour de rôle, pour témoigner ou donner leur avis sur ce qui se passait, peu de lyrisme dans les mots, quelquefois des monologues un peu conceptuels qui impressionnaient les néophytes, mais la plupart du temps des phrases courtes et sincères qui recueillaient pour encouragement des claquements de doigts. Dans la nuit chaude, on aurait dit le clapotis d'une pluie d'été.

Un type a coincé Lucie contre un mur, a pointé sur elle un micro tandis qu'un autre l'aveuglait avec un projecteur. À l'image elle avait le teint blême et plissait les yeux : « Je n'ai rien à vous dire. » Elle se souvenait des consignes de Garance. Il a sauté sur une autre juste à côté, pas peu fière de faire savoir qu'elle présidait une association dont le nom s'affichait sur un bandeau tandis qu'elle expliquait aux téléspectateurs de BFM les raisons de cette mobilisation dont elle était l'organisatrice, disait-elle.

Garance fulminait :

– Ça y est, c'est le grand cirque qui recommence. Je sais que parmi vous, certaines ont aimé ce clip, et je respecte vos goûts, mais pour moi c'est l'illustration de tout ce qui ne va pas. Le monde qui se pointe ici le confirme. Sandrine s'est fait voler son travail par un mec. Un type très connu, qui débarque et qui décide qu'on peut valider son œuvre. Tu t'es bien amusée ma grande, moi j'arrive et je vais dire au monde entier qu'on peut te prendre au sérieux. Sois contente, un homme t'adoube. Elle aurait pu passer sa vie à faire ses constructions dans son coin, dans l'indifférence générale, mais heureusement, le grand artiste est arrivé. Alléluia !

Léa a tenté de l'interrompre :

– Sans lui, personne n'aurait su qu'elle avait fait ces œuvres-là. Nous, on venait ici tous les soirs et on ne savait pas qu'elle faisait ces sculptures. J'ai trouvé le clip très beau, très puissant, j'ai été touchée en voyant cette beauté toute simple, dans la nature. Ils l'ont très bien filmée. Et si tous ces gens sont là ce soir, c'est qu'ils ont été touchés aussi. Où est le problème ?

– Si même toi tu ne vois pas le problème, il est là le problème. L'appropriation culturelle ça te parle ?

– Kendrick Lamar est africain-américain, de quoi tu parles ?

– Personne n'est à l'abri. Demain il fera une chanson sur sa vie de couple ou sur ses problèmes de boisson. Sandrine a mis sa vie dans la balance. On l'a senti dès qu'on a entendu parler de cette histoire. On est venues ici. On n'a pas eu besoin de voir ses sculptures pour être connectées à elle et la soutenir. Et lui, il fait quoi ? Il se filme en train de danser à côté du nid qu'elle a construit. J'ai besoin de vous faire un dessin pour que vous saisissiez le symbole du nid ? Vous pensez que c'est respectueux de faire des chorégraphies à cet endroit-là ? À l'endroit même où une femme a passé des jours à construire ce magnifique nid ? Est-ce qu'on peut imaginer le temps qu'il lui a fallu, tout ce qu'elle a pu y investir ? Et tout ça, récupéré par un type qui vient danser à côté et se faire mousser ? Et comme si ça ne suffisait pas, le petit message de soutien à la fin, pour faire conscient. À qui ça profite cette histoire ? Il était là, avec nous, les premiers soirs ? Pourtant il savait dans quelle situation est Sandrine, sinon il n'aurait pas mis son petit message de soutien à la fin de son clip. Mais non, il est entre deux avions, à saloper la planète pour donner un concert où il vendra des t-shirts et des casquettes fabriqués au Bangladesh par des gosses. Il en fera peut-être à l'effigie de Sandrine. Et vous trouverez ça cool ?

– Tu as un problème avec tout ce qui se passe ici ce soir, c'est ça ?

– Je m'en fous d'elles. C'est vous qui m'importez. Vous êtes comme moi, vous avez reçu le message, vous avez compris ce qui se jouait ici. Elles vont attirer l'attention pour rien, elles vont tout compliquer, dans trois semaines les journalistes parleront du coût de la rentrée scolaire et elles seront en train d'organiser leurs universités d'été où elles rempliront leurs cahiers de bonnes intentions. J'ai peur pour nous, peur que ça nous détourne de notre objectif. Parce que je sais très bien qu'il serait plus facile pour tout le monde de faire une pancarte *Free Sandrine*. Si ça tente l'une d'entre vous, c'est maintenant qu'il faut le dire.

Qui aurait osé lever la main et quitter le groupe pour rejoindre la révolte molle ? Constatant que son discours avait ramené les troupes dans le droit chemin, Garance a radouci le ton, passant d'un thème militaire à des intonations plus professorales : « Avec son geste, Sandrine a repris le pouvoir sur les mecs, ça, on l'a toutes compris. J'ai fait des recherches, je n'imaginais pas à quel point elle a frappé juste. Vous saviez que ce connard de Rembrandt avait fait interner sa maîtresse ? Quand sa femme Saskia agonisait, il la peignait en pleurnichant mais en même temps il se tapait la nourrice de son fils. Il l'a manipulée pour la sauter et finalement ne pas l'épouser parce qu'il voulait garder l'héritage de sa première femme. Comme elle la ramenait un peu trop, il s'est débrouillé pour faire témoigner d'autres hommes, solidarité oblige, et la maîtresse a pris douze ans d'internement en asile… Bien sûr, avant tout ça, il avait pris une autre maîtresse, beaucoup plus jeune, c'est celle qui est représentée sur le tableau dont Sandrine s'est occupée. Et personne ne parle de ça. De ce que trimballe ce tableau, de tout ce qui l'a précédé. Tout le monde est très ému parce qu'on y a fait deux trous, mais qui interroge ce qu'il dit du rapport des hommes aux femmes ? Qui interroge ce qu'a commis l'homme pour faire son joli tableau ? Séparer l'homme de l'artiste… La meilleure façon pour un porc d'avoir l'absolution c'est toujours de prendre un pinceau. »

Lucie

« Salut, séjour en Provence et passage par la plage de la Garoupe où Picasso, Dora Maar, Eluard, Nusch, Man Ray, Ady Fidelin, Roland Penrose et Lee Miller ont fait l'expérience d'une certaine liberté pour un été. Je pense bien à toi. Je t'embrasse. Pascal. »

Je n'ai pas répondu à son message en pensant qu'il comprendrait, et qu'il en resterait là.

Tonio

Ce type, Pascal, sentait la poussière et l'épuisement. Vieux t-shirt gris, cernes bleus, peau blême, un peu sans âge. On lui avait parlé de nous à Amélie-les-Eaux, il m'avait contacté en commentant toutes nos vidéos. Il avait insisté pour me rencontrer, je lui ai proposé de passer au cabanon de Mougins, là où Mathias m'hébergeait. Devant la porte, il a remarqué le tas de branches, j'ai dit qu'on devait construire un nid en hommage à Sandrine. Il avait écouté nos chansons, il les aimait beaucoup. Il mentait mais ça me réconfortait de croire que quelqu'un, quelque part, appréciait notre musique. Il enquêtait sur Sandrine, mais n'était pas policier, c'était un peu flou. J'ai essayé de ne pas trop en dire : Sandrine m'a pris en stop, Sandrine a choisi d'aller dans la forêt, Sandrine a conçu les nids, Kendrick Lamar a tourné un clip, Sandrine est partie, sans moi. Après, j'ai fait du stop et arrivé ici j'ai rencontré Mathias. Il m'a hébergé dans son cabanon où on fait notre musique, il m'a trouvé une place de voiturier au Martinez où il travaille.

J'ai bien vu qu'assez vite Pascal ne m'écoutait plus, qu'il regardait son téléphone et les branches entassées en vrac devant la porte. Il a posé des questions à la volée, sans vraiment attendre mes réponses, sans que je comprenne le lien entre elles. Deux fois il a dit, en regardant son portable : « Kendrick parle de Lucie. » Puis quelques mots en anglais. Il avait fait toute cette route et restait planté là, avec ses questions. Sans prendre de notes, son attention ailleurs. Je n'étais pas très à l'aise, je n'aime pas quand les gens face à moi sont perdus. J'ai dit que je devais me reposer, qu'il pouvait passer nous voir avec Mathias, à Cannes, après le service, quand il voulait. J'ai eu l'impression bizarre que cette invitation lui faisait plaisir. Et que je ne le reverrais plus jamais.

Pascal

Elle ne répondait pas à mon SMS. *The evils of Lucy was all around me.* Pour occuper mon esprit je suis rentré à l'hôtel Lou Souleïado, j'ai lancé les clips de Kendrick Lamar, j'ai lu tous les articles, toutes les critiques, tous les commentaires le concernant. J'aurais dû commencer à boire, mais c'était un peu tard à mon âge. Je me suis abruti de ces rythmes binaires, de ce flot de paroles, je me suis laissé envahir jusqu'à perdre à nouveau la notion du temps. Lévitation syncopée. Méditation bruyante. Abstraction. Disparition de Lucie.

Enfin, au bout de plusieurs jours peut-être, la révélation : Kendrick Lamar est la transfiguration du personnage jaillissant du tableau *Profit I* de Basquiat. Longtemps il avait couru dans les toiles du maître du Lower East Side avant de prendre chair, de s'incarner en chanteur messianique pour nous guider jusqu'à Sandrine Maurin née Stievenard.

Lucie

J'ai été sèche, pour qu'il ne recommence jamais, et parce que je déteste le téléphone, il le sait :

– Pourquoi tu m'appelles ? On était bien d'accord : à la fin de l'année scolaire, on arrêtait tout. À quoi tu joues ? Un SMS débile, et là un coup de fil ?

– Oui, je sais bien, mais ça n'a rien à voir avec ça, je suis sur une enquête et j'ai besoin de toi.

– Une enquête ? Tu as fait une reconversion expresse ? Tu es devenu détective privé ? Tu te fous de moi ?

– Pas du tout, c'est ce truc d'expert auprès des tribunaux, je t'en avais parlé.

– Je ne comprends rien. Qu'est-ce que tu veux ?

– J'enquête sur le Rembrandt transpercé. Tu as dû en entendre parler, c'est une grosse affaire, avec un ténor du barreau…

J'ai dû marquer un temps d'arrêt, soufflée de voir l'ombre de Sandrine repousser Pascal vers moi. Il a suspendu sa phrase, sûrement pour m'impressionner et, comme je ne répondais pas, il a continué ses explications sur un ton heurté que je ne lui connaissais pas. Quelques mois plus tôt, c'était son détachement qui m'avait autant séduite qu'agacée ; sa façon de s'adresser à moi, de loin en loin, « jeune fille », ce vouvoiement qui n'avait pas sa place en salle des profs, son côté revenu de tout sans être jamais allé nulle part. Il était très différent des garçons que je côtoyais, toujours prêts à en découdre sur n'importe quel sujet, à hurler leur indignation non sélective en attendant le thème du lendemain qui emporterait à nouveau toute leur énergie. Ils avaient une passion par jour, Pascal semblait n'en avoir jamais eu aucune. Au téléphone il devenait un étranger, exagérait son texte, cherchait ses mots, sur le qui-vive. J'ai horreur du téléphone. J'imagine l'autre au bout du fil, surjouant comme dans les vieux films de Pagnol. Tout sonne faux : les intonations, les vains mouvements de bras qu'ils font à des kilomètres de là, un combiné collé à l'oreille, pour un public qui ne peut pas les voir. « Une grosse affaire », « un ténor du barreau »… même les mots choisis étaient grotesques.

– J'ai besoin de tes connaissances littéraires, c'est très important, sinon je ne me serais jamais permis. C'était très clair entre nous et disons que mon appel est strictement professionnel.

– « Strictement professionnel. » Mais tu t'entends parler ? On dirait Édouard Philippe.

– C'est dur pour moi, tu sais… Voilà, il y a ce tableau qu'une jeune femme a transpercé, *Portrait de Hendrickje Stoffels*, de Rembrandt. L'affaire est très compliquée et je crains qu'elle prenne une dimension internationale au vu des derniers éléments.

J'étais navrée de l'entendre s'approprier toutes ces tournures sorties de séries policières du XXe siècle. Son côté *old fashioned* avait pu me séduire, témoignage d'une espèce en voie d'extinction, les hommes qui tenaient les portes aux femmes. Mais maintenant qu'il se prenait pour un flic, il m'évoquait plutôt l'immense beauferie d'Olivier Marchal.

– Pourquoi tu m'appelles ? J'ai toujours été claire. À la fin des cours, c'était fini.

– Ça n'a rien à voir. Là, j'ai besoin de toi.

Sa voix bien que plate suppliait. J'ai feint de ne pas entendre le sens véritable de cette phrase : « J'ai besoin de toi », d'en comprendre uniquement l'aspect utilitaire, comme si la supplique qu'elle renfermait ne me touchait pas.

– Tu n'aurais pas dû m'appeler. Tu le sais très bien. Il ne fallait pas.

– J'ai besoin que tu me parles du premier roman de Huysmans, *Marthe : histoire d'une fille*. Je l'ai lu et je n'ai rien compris. C'est pour l'enquête. D'après le Louvre, le personnage de Marthe est inspiré par cette toile de Rembrandt. J'ai lu attentivement, c'est une espèce de prostituée vulgaire, rien à voir avec la toile. Il faut que tu m'aides, pour mon expertise. Huysmans est passé par les soirées de Médan, il était proche de Zola un temps, j'ai pensé que tu aurais peut-être une piste pour m'aider, vu que tu connais le sujet. Si ça n'était pas si important, je ne me serais jamais permis de…

– Tu m'appelles pour ça ? Vraiment ?

– Oui, et pour prendre de tes nouvelles. On n'a pas eu le temps de se dire…

– Je t'arrête tout de suite. Ne joue pas à ça. Remballe immédiatement ce mélo foireux.

– J'ai besoin de toi. Pour Huysmans.

– Alors que je t'ai toujours dit que je ne m'intéressais pas à tous ces petits mecs ? Tu penses que Huysmans va boire des coups avec Pierre Michon ? Tu penses qu'il s'est tapé Virginia Woolf ou George Sand ? Si ça n'est pas le cas, il n'y a aucune chance que j'en sache plus qu'une page Wikipédia. Huysmans putain ! Ce connard de Houellebecq l'a remis à la mode et tu t'imagines vraiment que j'en ai quelque chose à foutre du premier roman de ce catho frustré ? Tu m'écoutais quand on parlait, ou tu n'étais là que pour me sauter ?

– Pardon, je suis désolé. Je suis perdu. Complètement perdu. J'avais pensé que…

– Tu as mal pensé. C'était une très mauvaise idée d'appeler.

– Tu as raison, pardon, je suis complètement perdu avec tout ça. J'ai pensé que tu m'aiderais mais… Je suis perdu, je n'écoute plus Keith Jarrett.

– Tu n'aurais jamais dû appeler.

Sa fidélité à son époque, limite réac, me troublait, il était mon amant exotique, ma relation transgressive. Pour le reste, il n'était pas un bon coup, il suivait une intuition bâtarde sur le plaisir des femmes, tentant de me faire prendre du plaisir alors que ma génération avait acquis son plaisir. Il se situait à égale distance des maris des années 1950 qui n'imaginaient pas leurs femmes se caresser et des maris d'aujourd'hui qui n'envisageaient pas la table de nuit de leurs femmes autrement que garnie de sex-toys excentriques (mais toujours vaguement phalliques car les hommes ont du mal à sous-traiter le plaisir des femmes à autre chose qu'à leurs queues, fussent-elles en plastique translucide). La position de Pascal, à cheval entre deux mondes, un peu perdu, galvanisait ma libido. Je crois que lorsqu'on couchait ensemble, si j'étais à ce point aventureuse, meneuse, entreprenante, c'est qu'en prenant les choses en main, en utilisant mon corps comme un bélier et non comme un réceptacle, je baisais avec lui toutes les générations précédentes. Celles du plastique, du sida, de la télévision, de la bagnole, du couple hétéronormé, des boîtes de conserve, de la galanterie, du surgelé, des centrales atomiques, de la natalité, de l'agro-industrie, du bureau, des maîtresses qu'on cache, des enfants que les parents croisent à peine, de la soft colonisation pétrolière… Et malgré ce bilan cataclysmique, ils se permettaient de se moquer de nous et de nos aspirations à être tout sauf ce qu'ils avaient été. J'adorais baiser Pascal.

Je lui en voulais de rompre notre accord, celui qui me permettait d'ériger une frontière étanche entre mon couple libre avec mon mec, et mes rares histoires purement sexuelles, ou du moins, détachées de tout affect. On ne connaît l'autre qu'après avoir couché avec lui une fois. C'est lors du premier rapport qu'on récupère toutes les informations essentielles, quand personne n'est encore complètement à l'aise. Les zones de gêne révèlent des traits profonds de la personnalité bien plus que les moments qui les précèdent, les discussions, les rendez-vous, les messages échangés. Quand tout se dénoue je recueille une forme de vérité. Sa façon de s'approcher de mon visage, à quelle vitesse, sous quel angle ; quel appétit est déployé à m'embrasser ; jusqu'à quel point intègre-t-il mes réactions… Et le plus important : les transitions. Comment passe-t-il des baisers aux caresses, des caresses aux stimuli localisés, comment fait-il pour se déshabiller, pour que je me déshabille, comment reprend-il le chemin, arrive-t-il à garder une tension, quelle place laisse-t-il à mes initiatives, qui dirige, comment vient-il en moi, qui est-il quand il jouit, est-il déjà un autre quand il se retire, s'est-il retiré, a-t-il fait attention à moi, à mon plaisir, dois-je réclamer, est-ce qu'il parle, est-ce qu'il dit des insultes, s'est-il contemplé, m'a-t-il contemplée, est-ce qu'il dort déjà, est-ce qu'il se rhabille, est-ce qu'il en veut encore, est-ce que j'en veux encore, c'est quoi cette odeur ? En répondant à toutes ces questions, je dessine un portrait plus précis que si j'avais passé des heures dans des bars à discuter avec ces types, chacun avec notre masque.

Enseignante remplaçante, chaque année je suis affectée plus ou moins longtemps à l'autre bout de l'académie, alors je prends une petite chambre pour ne pas rentrer chez nous tous les soirs. Je me connais trop pour savoir que la fidélité ne me comblera pas. J'ai demandé à mon mec de lire Mona Chollet. Nous nous sommes rendus à l'évidence : nous allons vivre loin l'un de l'autre la plupart du temps et allons être soumis à d'innombrables tentations. Soit nous y céderons clandestinement et notre couple sera miné par le mensonge, comme les couples de nos parents ; soit nous n'y céderons pas et l'aigreur finira par ronger nos liens, comme les couples de nos parents. Nous étions prêts à expérimenter une nouvelle façon d'être amoureux. Lui m'avait raconté dans le détail ses deux aventures, avec deux serveuses de son restaurant. Une sautée dans la réserve, après le service du samedi soir. L'autre, plus romantique, l'avait invité chez elle. Il y avait des photos de son fils Tiago sur la table de nuit… il n'a pas réussi… il avait l'impression que le gosse le jaugeait, avec sa coupe de footballeur et son air insupportable de petit roi. On se disait tout. On se disait la Vérité. Lui n'a jamais été très à l'aise avec cette idée, mais je savais que nous pourrions nous épanouir, il y avait des influenceuses, des chercheuses et des amies à moi qui vivaient cette expérience nouvelle, je voulais moi aussi en être. Les premiers mois je revivais. Nous étions ensemble depuis trop longtemps, nous avions commencé notre histoire à une époque où le conformisme apparaissait comme la seule issue.

Toutes ces nouvelles opportunités me galvanisaient. Même sans coucher, une puissance m'habitait depuis que je savais que je pouvais le faire. Elle prenait le pas sur mes complexes, son souffle dépassait mon corps, mon ventre flasque qui me dégoûtait, mes fesses trop grosses que les publicités m'avaient appris à comparer pour les détester. Je sentais ma libido libérée, capable de jaillir n'importe quand, sans barrière. Autour de moi, les gens devinaient cette liberté nouvellement acquise et j'en devenais subitement fascinante. Forte de ce pouvoir, j'ai couché avec quelques hommes, je crois que la séduction était aussi grisante que la consommation. Comme on est vivante, nue, face à un inconnu choisi, l'étendue des possibles laissés sous cloche durant des siècles de patriarcat… la pure jouissance. Comme on s'appartient. Tout nous appartient.

Pascal

Je n'ai pas osé parler à Lucie du clip de Kendrick Lamar qu'elle avait partagé ; ça revenait à avouer mon voyeurisme et elle n'était pas d'humeur. Pour me consoler j'ai ingurgité toute la nuit ses albums au point de connaître plusieurs morceaux par cœur et de me surprendre à mimer certaines paroles, déterminé, face au petit écran de mon ordinateur. Trop occupé à naviguer sur le flow ronronnant de Kendrick, je ne pensais à rien de tout ça en entonnant « I love myself » avec toute la conviction dont j'étais encore capable, pour retarder le moment où l'angoisse submergerait tout, comme toujours. Comment respirer encore ? *The evils of Lucy was all around me.*

Kendrick a dit à ses concurrents : « *I got love for all but I'm tryna murder you n***, Tryna make sure your core fans never heard of you n***.* » Qu'on m'excuse pour cette reprise du « N word », je sais que Lucie n'aurait pas aimé, un peu trop appropriation culturelle, un peu trop « le temps béni des colonies ». De cette tirade j'ai surtout déduit que la chose la plus logique à faire dans mon état serait d'aller buter ce petit enfoiré de Jean-Baptiste Sécheret. Dans un monde parfait j'aurais fait ça trente ans plus tôt, mais j'avais eu un contretemps, l'Éducation nationale. Après tout, il était responsable de ma bifurcation professionnelle vers l'enseignement, et donc de ma rencontre avec Lucie, et donc de tous mes problèmes actuels. Moi, je sortais à peine de l'enfance, j'étais plein d'allant et de rêves, la vie devant moi, j'avais trouvé ce créneau de peinture classique à l'heure où tous les étudiants des Beaux-arts de Lille étaient incapables de faire un portrait respectant un minimum les formes et les proportions. Ma vie alors n'était que gouaches, fusain, pinceaux, huile, térébenthine, contrastes, composition, profondeurs, mouvement, lumière, matière, tandis que tous les feignants de ma promo se ruaient sur la vidéo pour concevoir les premiers films conceptuels dont la misère formelle ferait passer le Bauhaus pour un mouvement ornementaliste. De belles merdes. Les autres, les fauchés, préféraient les installations. Autant dire que dans ce mouvement fraternel des grands échoués de l'humanité aux antipodes des grandes écoles, de la faculté et du divin monde du travail, ma fascination pour Cézanne peinait à trouver sa place. J'étais audelà du ringard, et de cette position je tirais toutes mes certitudes nietzschéennes, attendant l'Éternel retour du même, le grand balancier du classique face aux modernes, sans avoir imaginé que la reconnaissance se tromperait d'adresse et sonnerait chez ce connard de Jean-Baptiste Sécheret. J'arrivais trop tard, de quelques années, juste assez pour que l'opportuniste Jean-Baptiste Sécheret préempte la peinture classique. Personne n'avait jugé bon de me faire découvrir ce peintre plus tôt. Pourtant, quand il obtenait ses premiers lauriers, en 1983, je n'avais que treize ans. Un signal et je changeais d'orientation, j'arrêtais le dessin et me reconvertissais dans le mime ou la ventriloquie. Mais on m'avait laissé m'enfoncer, avec la confiance aveugle de l'adolescence, dans ce projet pourtant mort-né de devenir artiste peintre. Et l'autre, le sournois Jean-Baptiste Sécheret, trop content de sa suprématie sur le monde de la peinture figurative, il s'était bien gardé de me contacter ! Il m'a bien laissé prendre mon temps, et, une fois que j'étais lancé, que je ne pouvais plus faire marche arrière : paf ! Sa série sur Trouville-sur-Mer ! Voilà comment on tue la concurrence quand on est un grand fauve même pas fauviste ! Et ma série à Saint-Valéry-sur-Mer, où depuis mes douze ans je dessinais chaque été la jetée et ses rails cicatrices, directement inspirée de la Sainte-Victoire de Cézanne ? On ne pouvait pas m'appeler à cette époque, pour me dire qu'il valait mieux prendre mon vélo et aller voir les phoques plutôt que de passer mes vacances à des toiles qui ne valaient pas un dixième du talent de l'autre crevure de Jean-Baptiste Sécheret ? Combien de siècles de peinture acharnée me faudrait-il pour lui arriver à la cheville ? Quelqu'un a imaginé mon désarroi devant ses intranquilles façades dont les enduits grumellent, devant ses ciels au mouvement cotonneux ? En déambulant dans Port-l'Annonciade sur les traces de Sandrine Maurin née Stievenard, je ne voyais qu'une version ratée de son époustouflant port de Gênes. Même la vie industrieuse vous décevait une fois que vous aviez contemplé la peinture de l'infâme Jean-Baptiste Sécheret. Oui, Kendrick avait raison, la chose la plus logique à cet instant aurait été de me mettre en route pour Paris et d'aller le zigouiller. En faire un bœuf écorché pour faire plaisir à Rembrandt et au juge Valois, entaillé du cou au pubis, pieds et mains attachés comme un Christ crucifié sur un X. T'en veux de la performance extrême ?

Mais je me trouvais à huit cents kilomètres de Paris et je n'avais pas le permis de conduire. Pour être précis, je n'avais pas non plus la moindre idée de l'endroit où se cachait le trouillard Sécheret. Je supporte assez mal la vue du sang, je ne crois pas m'être battu depuis le collège. Je veux dire, depuis que j'étais collégien. Quelques collègues auraient bien mérité de bonnes grosses baffes, à commencer par celui d'EPS – c'était forcément un prof de sport – qui avait trouvé mon surnom ridicule. Tellement mauvais : «Tavieilli ». Et les élèves du calibre de Lauren Génardt, avec leurs rires moqueurs de petites putes, celles-là, et leurs parents trépanés qui viennent m'expliquer qu'elle est HPI et que je ne sais pas m'y prendre avec elle. On devrait t'envoyer tout ça valdinguer du sixième étage du collège pour voir le bruit que fait un gros tas de conneries quand il s'écrase. Tous méritaient une bonne raclée. Mais je n'aimais pas me battre, ou bien je ne savais pas. Ah, cette ordure de Jean-Baptiste Sécheret avait décidément trop de chance !

Mon autre option consistait à courir après le fantôme de Sandrine Maurin née Stievenard. Mes pistes et mes forces s'amenuisaient, je n'étais plus très loin du bout de ma quête. Pour me le confirmer, le mot-clé FreeSandrine épaississait. Des gamins prenaient des selfies à côté du nid, d'autres reproduisaient la chorégraphie du clip en bas de leur immeuble, un Australien avait fait sa demande en mariage dans la clairière. Tout était saupoudré des messages politico-conscients pour donner à ces mises en scène l'étonnant aspect gélatineux et dense des pâtées pour chiens. Pensée furtive pour le *Coin gras* de Joseph Beuys, dix livres de beurre badigeonné dans le coin de son atelier et retiré après sa mort pour cause de puanteur rance. Quatre adolescents autour d'un tas de bois faisant d'étranges signes avec leurs doigts « #FreeSandrine,

#PourNosEnfants, #ProtectMamaNature, #JungleBrothers ; un gros barbu genou à terre, t-shirt vert bouteille « re-cycle », tennis Veja, écrin rouge carmin, sûrement Cartier, regard implorant vers Eurasienne maigre avec robe d'été blanche bohème chic #MarryMe, #SavetheChildren, #NoPlanetB, #Onelove, #Kendrick, #FreeSandrine. Il aurait fait quoi avec tout ce cirque, le grand Jean-Baptiste Sécheret ? Sûrement une façade triste.

Non, la piste Maurin née Stievenard devenait une impasse et ne m'avait permis d'échapper à Lucie que pour quelques jours, ensuite le contrecoup trop brutal m'avait obligé à l'appeler. Fallait-il la revoir plutôt que de me contenter de la garder à l'œil en actualisant tous les quarts d'heure sa page ? J'ai bien senti au téléphone comme les remords la paralysaient. Elle ne tarderait pas à revenir, à me faire la surprise en débarquant à l'hôtel Lou Souleïado. Elle m'attendrait dans le hall, appuyée au distributeur de boissons chaudes en panne, elle tiendrait son tote bag plaqué contre ses hanches qui bientôt rouleraient sur mon visage, elle me tendrait à nouveau la main, fraîche malgré l'épaisseur de l'air, et tout rentrerait dans l'ordre. Je n'allais pas partir à sa recherche, dans sa ville, ça n'était pas respectueux pour l'autre, le cocu consentant, elle m'en voudrait de lui faire de la peine. Et puis toute cette vie, là-bas dans le Nord, paraissait de plus en plus hors de portée, comme si le bord de la Méditerranée s'était détaché du monde pour flotter au cœur d'un ailleurs, dans une sorte de mouvement circulaire et suspendu, semblable au soleil noir dérivant dans *Composition VIII* de Kandinsky.

Lucie

Trois sonneries, pour trois messages :

Si tu passes dans le Sud, je suis à Mougins, c'est très beau

Hôtel Lou Souleïado, 7 rue Nicolas-Velvote, 06250 Mougins

J'arrête de t'embêter, je sais que tu es toi aussi en vacances ! Pascal

Il signait ses messages. Quelle plaie.

Garance m'a interrogée sur ces trois sonneries, j'ai répondu le plus honnêtement possible : « C'est rien. »

Trois jours plus tard j'ai interrompu ma lecture de *La Pute de la côte normande* de Duras pour lui répondre en essayant d'être fermement synthétique, durassienne à ma manière, et couper court à cette mauvaise blague : « Balek. »

Valois

Berthomeu ne me servait plus à rien. Le public avait décidé que Sandrine Maurin née Stievenard était une artiste engagée, la victime d'une forme de censure de l'État aveugle aux vrais problèmes de ce monde. Peu importe ce que dirait notre expert en art, sur ce flanc-là l'histoire était écrite. Je l'ai appelé pour lui signifier que nous n'avions plus besoin d'une expertise et que, par souci d'optimisation des deniers publics, je me devais d'annuler notre commande. Il m'a paru très agité, loin de l'image mollassonne que je m'étais faite de lui lors de notre entretien.

Au moment de raccrocher il a murmuré avec un ton menaçant « et je sais juste ce que vous voulez. La justice poétique. »

Pascal

L'équipe de l'hôtel n'est pas à la hauteur : au petit déjeuner les croissants sont si mal décongelés que j'ai l'impression de manger du carton mouillé. Les femmes de chambre font rugir les aspirateurs dès 7 heures le matin, je les soupçonne de tyranniser la clientèle, de donner le change avec tout ce bruit, alors qu'elles laissent les appareils vrombir dans un coin et se prélassent sur le lit, vaporisant abondamment leur produit désinfectant dans l'air pour masquer la saleté des chambres. Dans la mienne la poussière gazouille. Nous ne resterons pas longtemps ici, avec Lucie ; je dois en avertir la réception. Qui se cache derrière ce grand mot : « la réception » ? Tout devient mystérieux. L'hôtel n'est pas grand mais tout est très mal indiqué, dans les couloirs on sent que le bâtiment retient sa respiration. Au sol et sur les murs les moquettes bleu nuit transpirent. Avançant dans le noir complet, une ampoule a claqué, je frôle les parois suintantes pour me guider tandis que l'air commence à manquer. Je crie : « *I didn't wanna self destruct !* » Une porte s'ouvre, dans le lointain, projetant enfin dans l'infini corridor une lumière pâle pour me guider. Un gosse à peine plus âgé que mes élèves se tient face à moi dans un débardeur d'un blanc douteux qui souligne ses larges épaules constellées de boutons d'acné. J'ai très envie de les presser un par un pour faire jaillir tout le pus qu'il cultive.

– Je cherche la réception.

Il me montre son badge.

– Vous l'avez devant vous !

Il a dit ça d'un air très satisfait, comme si je ne venais pas de traverser les enfers pour arriver à lui.

– Assieds-toi, sois humble !

Je prononce ces mots avec l'exacte intonation de Kendrick, le type a cru avoir le génie de Compton face à lui. Il file vers son comptoir et s'assied, docile. Pas mécontent de mon effet, je répète, pour le plaisir : « Sois humble » ! L'autre, écrasé par mon autorité, n'ose plus me regarder dans les yeux. Une fois assis derrière le comptoir il est d'ailleurs hors de ma vue. « Je veux voir un responsable. » J'aime les sonorités de ce mot s'évadant dans le minuscule hall de l'hôtel pour contrarier le bruit de l'écran géant qu'on y a installé et qui, toute sa vie, diffuse les informations de BFM dans l'indifférence générale. Je fixe le bodybuilder acnéique et je répète, lentement, en détachant chaque syllabe, comme si je les envoyais en rafales percuter le grand écran :

– Un res pon sa ble.

– Il n'y a que moi, ma directrice sera là à 8 heures, mais si vous le souhaitez, je peux traiter votre demande, ou lui en faire part.

Il récite ça avec le même ton imbécile que mes élèves lorsqu'ils lisent leurs fiches directement imprimées de Wikipédia. Sous l'impulsion de Lucie, et de son projet pédagogique transversal, j'avais retrouvé un peu de motivation professionnelle, au point de demander à quelques élèves de préparer un exposé sur Cézanne. Les vandales. Ils ne respectaient rien et lisaient, les uns après les autres, exactement le même texte devant la classe : « Paul Cézanne, ou Paul Cezanne (pas un n'avait compris qu'à l'oral cette nuance n'avait pas le moindre intérêt, ils ont tous répété : « Paul Cézanne, ou Paul Cezanne », imperturbables), né le 19 janvier 1839 à Aix-en-Provence et mort le 22 octobre 1906 dans la même ville est un peintre français. » Lauren Génardt était la cinquième à passer et à répéter ces phrases. Je l'ai interrompue à cet endroit précis : « Et donc, Paul Cézanne, ou Paul Cezanne, il est mort où ? » et elle, avec ses yeux si mous qu'ils auraient fondu sans l'insistance de l'abondant maquillage qui les surlignait : « Je sais pas. » Moi, reprenant la posture de l'instituteur chez Pagnol, faisant les cent pas, silhouette raide et austère façon Sainte-Victoire époque 1904, mains dans le dos, d'un pas claquant, j'ai lâché : « C'est fâcheux. » Pas sûr qu'elle ait compris le mot. Je la voyais, perdue et calme, survolant comme un planeur en détresse les feuilles de son exposé avant de répondre, avec l'air épuisé de celle qui s'adresse au dernier des imbéciles qui, vraiment, ne comprend rien alors que, quand même, ces phrases avaient été répétées pour la cinquième fois en trois minutes :

– Ben, dans la même ville.

– Et quelle est-elle, cette fameuse ville, Lauren ? tout en faisant des virages de plus en plus serrés, mains crispées, épaules au garde à vous.

Alors que je me tiens dans le hall de l'hôtel Lou Souleïado dans une position similaire, face à « la réception » incarnée par Ryan – son prénom est écrit sur son badge – j'attends toujours la réponse.

– Vous êtes le frère de Lauren Génardt, non ?

– Non.

– Son petit ami peut-être ?

– Non.

– Vous me semblez un peu trop jeune pour être son père.

– Je ne connais aucune Lauren Génardt.

– C'est fâcheux.

Voilà une enquête rapidement bouclée.

– Mon amie va me rejoindre dans les prochains jours, je lui ai laissé l'adresse de l'hôtel mais il se peut qu'à son arrivée je sois sorti. Je suis sur une enquête de la plus haute importance.

Je fais des signes d'épaule en direction de BFM pour bien lui faire comprendre. Lucie se rapproche, elle occupe tout l'espace. Je la vois même sur l'écran plasma, dans un petit groupe juste derrière la journaliste.

– Je vous demande de l'accueillir comme il se doit et de lui remettre les clés de ma chambre. Une fois qu'elle sera installée je vous remercie de m'appeler sur mon portable, c'est un numéro professionnel, je ne le coupe jamais.

– OK, si vous voulez.

Petit, Ryan a dû tomber dans une marmite de désinvolture.

Constatant que nous arrivons là au bout de notre échange, je rassemble mes dernières forces pour regagner ma chambre, en tâtonnant dans ces affreux couloirs que Soulages a dû peindre un soir de dépression. Je tends les bras devant moi, dans le vide moite des vapeurs de moquette, pour tenter de me guider ou, plus vraisemblablement, dans l'espoir de sentir enfin la main fraîche et ferme de Lucie qui m'emporterait encore.

Tonio

Je n'ai jamais compris ce que Sandrine attendait de moi, j'étais peut-être encore trop faible pour ça. J'ai suivi ses consignes et je me sentais bien, en disposant chaque branche, chaque tronc, à l'endroit qu'elle m'indiquait. Pour elle tout était clair : pourquoi ce nid, pourquoi là, comment le construire, quand partir. Elle n'hésitait pas, elle patientait jusqu'au bon moment, un instant qu'elle seule voyait. Alors plus rien ne comptait.

Et puis Kendrick Lamar et son équipe sont arrivés dans notre forêt, dans notre clairière. Sandrine ne supportait pas la présence de tous ces gens, elle ne faisait aucun effort pour être sympathique. Elle est partie pendant le tournage du clip. En deux minutes. Je l'ai cherchée dans la forêt, le camion n'était plus là.

Pascal

Lorsque les deux petits ont commencé leur chorégraphie, j'ai pleuré. Ils ont l'âge de mes élèves. Pour leur enterrement, on les a déguisés en adultes, une belle robe bleue pour elle, coiffée comme une princesse, un costume noir strict un peu ample pour lui. Ils entendent la voix de Kendrick Lamar et, depuis leurs cercueils encore ouverts où ils s'étendaient sagement, l'un à côté de l'autre, sûrement frère et sœur, la phrase retentit. Alors ils ouvrent les yeux, se lèvent et marchent dans l'église. Autour, les familles absorbées par les prières ou le chagrin ne les voient pas, pourtant les deux dansent à la croisée du transept, puis ils courent, comme on le fait quand on est enfant, comme on ne le fera plus jamais ensuite, dans un mélange de joie et d'inutile nécessité, pour rien, juste parce que le corps le dicte. Soudain, rien n'est plus vital que de courir. Ils sortent au grand jour, les deux gamins qui étaient morts quelques minutes plus tôt, et ils exécutent des pas synchronisés en suivant le battement de la caisse claire, nouveau cœur qui s'emballe, ça chaloupe, bras et jambes percent l'air en cadence. Derrière, d'autres enfants jouent à la corde à sauter mais les deux ressuscités sont déjà loin. Ils montent dans le corbillard, la petite s'installe au volant et lui passe la tête à la fenêtre, front au soleil, ils roulent dans les rues de Compton quand Kendrick chante *Say you will never ever catch me no no no*.

Ils n'allaient pas m'attraper moi non plus, mais pour ça je ne devais pas rester là. Combien de temps avais-je passé dans cette minuscule chambre, à m'intoxiquer avec ce qu'ils osaient appeler leur « room service », et qui n'était que des plats Marie réchauffés ? Vous avez le choix, saveur de la mer (un infâme riz aspect plâtre prêt à être appliqué, accompagné de deux morceaux de cabillaud aspect plâtre séché) ou saveur de la terre (un infâme riz aspect plâtre prêt à être appliqué, accompagné de deux morceaux de poulet aspect plâtre séché). Savoureux. Je mangeais cette pâte insipide mais étonnamment odorante, on compensait la perte d'un sens par un autre : ça n'aura goût à rien mais l'odeur d'à peu près tout, inspiration poubelle. J'entassais les plateaux dans un coin de la chambre, ce qui était un tour de force tant l'espace était réduit, et comme les femmes de chambre ne venaient jamais faire leur travail, les garces, je devais vivre depuis plusieurs jours, peut-être même plusieurs semaines, dans une puanteur épaisse aggravée par la chaleur d'août. Mais j'avais entendu l'appel de Kendrick et je pleurais devant la danse des deux petits ressuscités. Ils n'allaient pas m'attraper. Il fallait quitter ce nid insalubre, laisser les femmes de chambre faire leur travail, ce serait plus agréable pour Lucie, elle était *roots* mais pas punk à chiens non plus ; le genre à sauter une douche (certainement pour le bien de la planète d'ailleurs) mais pas à se rouler de joie dans une benne de déchetterie (et même pour le bien de la planète, ses convictions avaient leurs limites). Dans un sac à dos j'ai glissé mon calepin, un t-shirt un peu moins sale que les autres, mon portefeuille et mon téléphone pour que la réception puisse me joindre lorsque Lucie arriverait.

Je devais revoir Tonio. Il m'avait donné rendez-vous devant le Martinez à une heure que j'avais oubliée, il me présenterait Mathias. Nous allions peut-être devenir amis. Le voyage était très long, j'ai pris plusieurs cars jusqu'à la Croisette. Là, un bus à impériale terrifiant, décoré par Robert Combas, m'a chargé parmi des dizaines de touristes. Je me suis demandé si c'était une consécration, pour un artiste, de finir sur la carrosserie d'un bus, à relier le magasin Chanel au Martinez. Est-ce que Jean-Baptiste Sécheret aura lui aussi son bus, recouvert de façades muettes, pour aller de l'Opéra à la boutique Dior ? Il flottait dans ce car une atmosphère de milk-shake ananas viande hachée, certains portaient des tenues de ville, ils rentraient du travail, d'autres avaient enfilé un t-shirt en sortant de la plage et traînaient avec eux, sous leurs semelles, des grains de sable qui faisaient un bruit épouvantable. Le soleil écrasait tout et percutait les immenses façades blanches des hôtels, renvoyant à l'intérieur du bus une lumière de bloc opératoire. Devant le Majestic, alors que je plissais les yeux pour résister à l'aveuglement, j'ai vu monter Lucie. Mon organisme s'est mis en branle, il faisait tellement chaud, j'étouffais, j'étais assis mais mon corps courait la finale du cent dix mètres haies en restant sur place. Mes tempes résistaient à l'écrasement du sang affluant. Lucie parlait en anglais avec le chauffeur. Ma salive s'était transformée en talc. Elle portait un nourrisson dans ses bras et une petite fille d'environ six ans la suivait. Je n'avais pas vu le temps passer. Ma transpiration me refroidissait un peu. Lucie, ses enfants et son mari sont passés devant moi, elle ne m'a pas reconnu. Et, maintenant que je la voyais de près, je ne la reconnaissais pas non plus. L'air disparaissait, j'asphyxiais, je suis sorti en courant du bus, j'ai peut-être crié : *Say you will never ever catch me no no no !* J'ai marché d'un pas décidé en direction du Martinez, le soleil ne me lâchait pas. J'ai pensé prendre une chambre au palace, goûter une nuit à la vie d'artiste accompli, sentir les secondes au ralenti dans le cocon ouaté du luxe, dans l'épaisseur des édredons et la rareté d'un café millésimé, une journée à vivre en peignoir duveteux, là où le talent s'évapore. Comme si j'en avais assez pour le laisser fuir.

Chaque plage privée avait son DJ qui balançait sa musique plus fort que celle du voisin. En avançant je calais mes pas sur les battements, réalisant ainsi une sorte de mix tout en ralentissant mon rythme cardiaque. Après le dernier club privé venait la plage publique. Ils étaient là, un petit groupe d'une dizaine de types, jouant au foot. J'ai marché jusqu'à la roseraie, à l'ombre des grands pins je ne craignais plus le scintillement du soleil dans l'eau. Elle était d'un calme mitterrandien, un glaçage de pâtissier, Turner se serait ennuyé. Un chauve jouait dans l'équipe de Tonio, j'ai supposé qu'il s'agissait de Mathias, celui qui l'avait fait embaucher comme voiturier, celui avec qui il enregistrait des morceaux de musique qu'ils espéraient faire écouter aux clients prestigieux de l'hôtel. Ils avaient pour projet de graver des CD et de les laisser dans les autoradios des footballeurs, des chanteurs, des producteurs qui passaient à Cannes quelques jours de vacances. Je ne connaissais rien aux voitures ni à tout ça, mais il me semblait que plus aucune ne disposait d'un lecteur CD. Je n'avais pas eu le cœur de lui faire la remarque, il était très fier de son plan. Dans l'eau et les façades lisses, sur le sable clair, on avait allumé des projecteurs. Sur la plage, au centre de la lumière, Tonio, torse nu, enchaînait les dribbles et les frappes. De loin je devinais son sourire, sincère, d'enfant heureux. Il était dans son élément, parfaitement à sa place, effaçant les concurrents qui ne pouvaient jamais lui prendre la balle. Il ne s'enfonçait pas dans le sable comme les autres, il glissait dessus avec l'élégance d'un hydravion, ses épaules puissantes projetaient dans son sillage une ombre dans laquelle disparaissaient ceux qui tentaient de le tacler. Il passait en revue toute l'équipe adverse et, devant le but, grand seigneur, centrait pour Mathias qui marquait un but tout fait. Il y avait, dans la joie qui accompagnait ce but, la création d'une zone dans laquelle je ne serai jamais admis ; on la voyait physiquement se délimiter autour d'eux, une pureté d'enthousiasme qu'on croise parfois si on a l'enfance joyeuse. Une forme d'anxiété m'avait toujours tenu à distance de cet élan-là, et ne pouvant même pas le frôler, j'avais appris dès mes premières années à m'en méfier. Peut-être que Sandrine Maurin née Stievenard était comme moi, et qu'elle avait cherché la compagnie de Tonio pour tenter de retrouver cette part inaccessible. Ou bien elle l'avait trouvé beau. Il lui avait plu. Tandis qu'il triomphait sur la plage, je ne voyais plus sa coupe de plouc, ni son nez trop grand et sa peau blême, je voyais un corps dont je jalousais la parfaite synchronisation, un corps véloce, à peine teinté de charme par les années qui le ralentissaient imperceptiblement. Tonio était beau, et les cris de joie qui résonnaient après un énième but me donnaient envie de l'étrangler là, sous les projecteurs. Mathias, Tonio, deux enfants qui courent sur une fausse plage californienne, en attendant peut-être un corbillard pour Compton.

Tonio

Souvent après les matchs, on reste là, sur les petites chaises bleues de la Croisette, face à la mer, à sentir notre rythme cardiaque redescendre, se caler sur les musiques des clubs de plage. Attendre que dans les tempes, ça cogne un peu moins fort, ça serre un peu moins le crâne, ça s'oxygène avec le filet de vent des minuscules vagues qui s'écrasent. Rien dire, et attendre que le corps revienne. Mathias est comme moi, il se tait. Mais ce soir il y a Pascal avec nous, et lui parle. Il n'est pas venu jouer sur la plage, il est resté là, sur sa chaise bleue, à nous regarder. Dans son œil je sens que nos souffles sont trop bruyants. Il est mal à l'aise en nous voyant, torse nu, transpirer, respirer fort, presque ensemble. Je ne sais pas pourquoi, peut-être parce qu'il est là, qu'il n'a pas couru, qu'il n'est pas essoufflé, qu'il nous regarde, j'aimerais enfiler un t-shirt. Nos respirations synchronisées, nos corps exposés. Ça ne se fait pas. Il veut recouvrir nos souffles et nos corps avec ses paroles, toujours son enquête.

– Pourquoi vous avez essayé de refaire le nid sans Sandrine Maurin née Stievenard ?

– On a pensé tourner un clip pour un nouveau titre. On voulait faire comme Kendrick, rapper autour du nid, un clin d'œil. Mais on n'avait pas les branches qu'il fallait.

– On a des bons postes au Martinez, Tonio voiturier, moi bagagiste, tu gagnes bien, mais pendant la saison on fait beaucoup d'heures. C'est trop long cette sculpture, trop compliqué, on a préféré finir la chanson plus vite et la balancer sur le Net. Avec toute cette histoire on peut se faire repérer par une maison de disques.

Pascal parle des femmes, de sa copine, ou de son ex, c'est flou. On dirait qu'il force le passage pour s'incruster entre Mathias et moi, qu'au fond il s'en fout de Sandrine.

– J'ai besoin de savoir, pour l'enquête. Vous dormiez ensemble ? Je ne veux pas forcément savoir si vous couchiez ensemble, encore que ça peut être important, mais physiquement, vous dormiez dans le même lit ? Dans son camion ?

– Tu es expert en art, c'est ça ?

– Oui, oui, mais ce serait trop long à t'expliquer, les performances de Marina Abramović, les *Nichoirs* de Wim Delvoye, les choses qu'imaginent les artistes pour nous faire passer leurs messages. Crois-moi, la seule chose qui m'intéresse, depuis le début, c'est de comprendre ce qu'il y a dans la tête de Sandrine Maurin née Stievenard.

Les avions nous survolent, à fond vers l'étranger, ou lentement pour se poser à l'aéroport de Cannes. Les gens font la queue devant les sandwicheries de la Croisette, prennent des photos des bolides qui roulent au ralenti, inspectent les menus des clubs de plage où seuls quelques privilégiés s'installent, traquent les starlettes à la sortie des palaces. Pour tous, frôler la grande vie. Pas besoin de produits chimiques pour rester dociles. Ils la prennent pour une folle mais elle a tout compris, Sandrine.

– Tu savais qu'elle avait une fille ? Un mari ?

– Elle n'en a pas parlé.

– En deux ans ? Vous n'avez jamais parlé de vos vies ? Mais vous faisiez quoi, tout ce temps, tous les deux ?

– Nos vies c'était autre chose.

– Je ne comprends pas.

– Ce qu'on faisait avant, ça n'avait aucune importance. Dès que je l'ai vue, j'ai su qu'il fallait tout laisser. Ne pas polluer avec les histoires d'avant.

Un avion va atterrir, depuis nos petites chaises bleues on dirait qu'il fonce sur nous.

– J'ai besoin de comprendre qui elle est. Pour le procès, pour mon attestation d'expert. Il y a comme un trou dans sa vie, entre le moment où c'est une bonne mère de famille et le jour où elle attaque ce tableau. Sans raison on dirait. Tu étais avec elle pendant tout ce temps, tu as forcément la réponse.

– Tu lui as posé la question ?

– J'ai opté pour une autre stratégie d'enquête, je me méfie de ce que les gens ont à dire d'eux-mêmes, ils s'arrangent toujours avec la réalité.

– On ne parlait pas de tout ça. Sa vie avant, ses projets pour après. On n'était pas dans cette réalité. On était ailleurs, on était dans la forêt, on faisait des nids.

– Parlons des nids si tu veux. Parlons d'art. Est-ce qu'elle a mentionné Nils Udo ? Bruni et Babarit ? Est-ce qu'elle avait un plan ? Un dessin ? Une base à suivre ? Des notes ? Elle étudiait des livres d'architecture ? Elle voulait recréer un endroit rien qu'à vous ? Une métaphore de la maison qu'elle avait laissée derrière elle ? Vous vous preniez pour des oiseaux ?

– Elle m'a dit que je pouvais l'aider en rapportant des branches.

– Et alors pendant deux ans tu as ramassé des branches dans la forêt, sans poser de questions ?

– Regarde le serveur du club, toute sa vie il passe des plats préparés dans la cuisine à dix mètres des tables, puis les enlève et les repose dix mètres plus loin. Avant de rencontrer Sandrine, je ne m'étais jamais posé la question.

– Qu'est-ce que tu veux me dire ? Que tu étais à son service ? Comme une espèce d'assistant des grands maîtres de la peinture ? Tu étais son Guino ? Vous faisiez une installation pour dénoncer la bêtise du capitalisme ? La petitesse de nos existences rythmées par le travail abrutissant ? Si on ne comprend pas votre histoire, on ne peut pas défendre Sandrine Maurin née Stievenard.

– Je veux dire qu'on était bien dans la forêt. À faire des nids. Je ne sais pas ce qu'elle avait en tête, j'étais juste à ma place à côté d'elle. C'est là où j'étais le mieux de ma vie. Après…

– Quand même, le prochain son qu'on va balancer est très lourd.

Mathias rappe son couplet là, sur la Croisette, assis sur les petites chaises bleues : « *Ici-bas Lucifer ère, surine l'espèce/Les scories laissent blêmes même les choristes intègres…* » Pascal remue la tête en suivant un rythme qu'il est le seul à entendre. Un nouvel avion fonce vers nous, Mathias rappe maintenant mon couplet, il est ailleurs, Pascal continue à se dandiner comme un ver de terre. L'avion vire vers l'aéroport.

– C'est à cause de moi, si elle est partie. À cause de moi tous ses problèmes. J'ai ramené les Américains dans le nid. Ils l'ont chassée.

– Mais non, c'est grâce à toi la collaboration avec Kendrick, c'est historique. Les millions de likes, ils sont aussi pour toi.

– Elle lui a dit bonjour, et après elle est partie. C'était son endroit à elle. Je ne l'ai pas respectée, j'ai ramené tout ce monde en pensant que ça m'aiderait, que ce serait bien pour moi, mais elle…

– On est entre mecs, je peux te le dire, je ne suis pas qu'expert en art, sur les femmes, j'en connais un rayon : elles ne sont jamais contentes.

Mathias interrompt son freestyle. Pascal prend ça pour un encouragement. Un avion de la British Airways décolle au-dessus de nous, le bruit du moteur se mélange à celui des basses des clubs de plage, créant un cocon sonore qui m'abrite des discours de Pascal sur les femmes, sa vie, sa copine, ou son ex. Est-ce qu'il fait ça pour que je lui parle de nos soirs, avec Sandrine ? Ou juste pour se rapprocher de nous, pour créer une complicité ? L'avion de la British Airways disparaît derrière l'Esterel, là où le ciel est fluorescent.

– Je devrais la retrouver. Être auprès d'elle pour l'aider dans ce moment. Elle n'a pas hésité, elle m'a embarqué, loin de la prison. On a fait l'amour, on a fait des nids, on s'est reconstruits. Elle se sent peut-être seule maintenant, elle me donnerait une deuxième chance. Plutôt que d'enregistrer ces chansons qui n'intéressent personne, retourner auprès de Sandrine, la kidnapper, repartir en forêt, échapper au monde, refaire ce que j'ai cassé, réparer, recommencer d'autres nids, ou tout ce qu'elle voudra. Si on est tous les deux.

Pascal

Je ne voulais pas m'autodétruire
Les maux de Lucie m'entouraient
Alors j'ai couru après des réponses
Jusqu'à ce que je rentre à la maison

Des trains de marchandises filaient sans un regard pour moi dans la gare de Cannes. Les vacances s'estompaient, bientôt il faudrait revenir à la vraie vie, aux classes, aux programmes, aux emplois du temps, à la sonnerie, au cartable qui ne m'avait jamais vraiment quitté depuis la maternelle. Nous étions le 20 ou le 26 août, les vacances n'étaient plus tout à fait et nous convergions mollement vers la rentrée, les préparatifs, ils en parlaient sur BFM. Combien de temps avais-je séjourné à l'hôtel Lou Souleïado ? Et si Lucie ne venait jamais ?

Ils étaient tous passés ici, les Picasso, les Matisse, les Man Ray, les Dalí, les Giacometti, les Cocteau, les Le Corbusier, les Eluard, et tous avaient eu une révélation face à la Méditerranée.

Quelque chose en eux après leur séjour avait changé. J'avais quitté Lille depuis plus d'un mois, et qu'avais-je trouvé, sinon des températures caniculaires et des chambres d'hôtels minables ? Il y a bien eu cet intervalle étrange, où je me suis allongé dans le nid au milieu de la forêt, avec ma solitude apaisée, parce que pour une fois j'étais seul sans qu'on me voie, je n'étais plus seul dans le regard des autres, il n'y avait pas d'autres, que moi sous la voûte du ciel, dans la forêt, et la trace du passage de Sandrine Maurin née Stievenard, l'odeur de bois coupé et la possibilité de tout débrancher. Mais cet endroit n'existe déjà plus, ils sont des centaines chaque jour à s'y rendre pour y prendre des selfies et mettre en scène leur grande conscience du monde. Comment pourrais-je y retourner et m'y allonger à présent ? Terminé. Comme s'ils avaient effacé la possibilité de la quiétude retrouvée, le droit d'oublier. Page blanche, aplat de couleur, découpe d'une nouvelle forme, une vie matissienne. Quelque chose m'échappe. De Port-l'Annonciade à Cannes, malgré mes connaissances artistiques, mes références, ma méthode pour lire les œuvres des hommes, au fond, je n'ai rien vu d'autre que ce que voient les milliers de touristes depuis leurs serviettes de plage. Tant pis, depuis la découverte de cette ordure de Jean-Baptiste Sécheret je sais bien que l'affaire est pliée pour moi. Kendrick Lamar, depuis le début, essaie de me sauver. Il a fait mon boulot, il a rendu ses conclusions, et le monde entier s'est rangé à son autorité ; le juge Valois ne lui a demandé aucun diplôme, il ne lui a pas dit de bien penser à signer son expertise. Kendrick a débarqué dans une forêt au milieu de nulle part, un endroit où personne ne mettait jamais les pieds, ni Man Ray, ni Picasso ni personne de ce calibre, et il ne lui a pas fallu dix secondes pour voir une artiste.

Je m'étais sûrement égaré au point de monter dans un train sans savoir où j'allais. Mais en gare de Roquebrune-Cap-Martin, tout est devenu limpide. J'étais sur les traces de Le Corbusier. Il avait ici réalisé la synthèse de son œuvre, une œuvre qu'on pouvait habiter, à un ou deux, grand maximum. Juste Lucie et moi. Un cabanon en rondins, carré de 3,66 mètres de côté comprenant tout le nécessaire pour vivre mais rien de plus, comme un nid en bois auquel on aurait ajouté un toit. Vivre dans une œuvre, ne plus observer, ne plus analyser, ne plus convoquer l'art mais vivre en lui, se laisser enserrer dans l'étroitesse de la création, enfin à ma place, guidé par les murs comme cette main fraîche et ferme qui aurait pu m'arracher au monde.

Sandrine

J'avais oublié l'acoustique de cette maison, le son que fait mon prénom quand il résonne comme une sonnerie de radio-réveil. On entend presque « Dring ! ». Ma mère, en bas des escaliers, qui crie, et sa voix qui s'écrase sur la tapisserie rayée de la cage d'escalier. « Sandrine. Sandrine. Sandrine ! » Debout. Me voilà revenue à mon prénom. Je ne suis plus une Maurin. Dans ces murs où les aigus étouffent, où les graves passent en sourdine, on n'a plus besoin de me rappeler que je suis « née Stievenard ».

– Sandrine ! C'est pour toi ! Téléphone !

Je suis Sandrine, celle qu'on appelle en hurlant parce que le téléphone sonne, celle qui répond depuis le haut des escaliers.

– Je ne peux pas m'approcher du téléphone. J'ai trop mal à la tête, avec toutes ces ondes.

L'autre devait être à quelques mètres, dans la cuisine, comme toujours. Je l'ai entendu dire quelque chose de désagréable, sans articuler.

– Il appelle sur le fixe, pas sur le portable. Ton père dit qu'il n'y a pas d'ondes sur le fixe. Tu peux le prendre. Il dit qu'il s'appelle Tonio, comme le footballeur, et qu'il te connaît bien. Il est charmant.

– Je ne peux pas le prendre. Je retourne dans ma chambre. Mal à la tête.

– Je lui dis que tu le rappelles ?

– Tu lui dis que je ne suis pas libre.

Pascal

Est-ce que c'était vraiment Lucie, avec ces filles, sur BFM, l'autre jour ? Je ne suis plus sûr de rien. Elle a bien posté ce texte étrange, cette espèce de manifeste. Elle l'a écrit, c'est sur sa page. Je ne l'ai pas rêvé. Je la vois partout. Non, ça ne doit pas être elle, avec les autres. Elle ne peut pas être là. Pas elle. Ces filles ont craqué. Ce qu'elles ont fait est terrible. Terrible. Comme les talibans et les Bouddhas de Bâmiyân. On ne peut pas faire n'importe quoi au nom de la colère. N'ai-je jamais connu ce sentiment ? Je n'ai pas bronché à l'époque des lois Savary ou Devaquet, je n'ai pris part à aucune manifestation contre les réformes des retraites, les réformes de l'enseignement, les réformes du code du travail, je n'ai participé à aucune des marches suite aux attentats, à aucun rassemblement pour les Palestiniens, les Tibétains, les Ouïghours, et même lorsque l'enjeu est planétaire, je ne suis dans aucun des cortèges qui sauveront le climat. À cette heure j'aurais pourtant embrassé passionnément n'importe quelle cause pour plaire à Lucie. Voilà la vérité du militantisme : il y en a toujours un qui surjoue l'implication pour passer plus de temps avec l'autre. Sans ça, les défilés seraient deux fois plus clairsemés. Mais il y a, au milieu des militants, cette tension sexuelle ou, plus modestement, ce besoin de s'attacher à un autre, pour ne pas finir seul, dans un studio lillois, face à des portraits de chiens abandonnés. Lucie brûlait sans cesse pour une nouvelle cause dénichée sur ses réseaux sociaux. Cyber Sisyphe, elle était perméable à tous les pleurs des Hommes, même à des milliers de kilomètres. Chaque matin elle avait encore le monde entier à sauver. J'ai vu défiler des tas de catastrophes durant mon existence : les centrales atomiques qui pètent, les famines qui ravagent des pays, les guerres entre les uns et les autres, les maladies sournoises qui fondent sur des continents… rien ne m'a donné l'envie d'enfiler une chasuble pour sensibiliser mes semblables dans les rues de Lille, rien ne m'a mobilisé, rien ne m'a fait tout plaquer pour aller à l'autre bout du monde essayer de limiter la casse. Jusqu'à Lucie, le point le plus aigu de ma conscience politique consistait dans mon art de l'esquive : tant que le sort ne s'abattait pas sur moi, la vie pouvait continuer. Au fond, j'étais un vrai type de droite qui n'avait jamais fait son coming out. À ma décharge, j'évoluais dans un milieu qui ne me permettait peut-être pas d'assumer cette part de moi. Mes collègues faisaient preuve d'une grande tolérance à l'égard de toutes les bizarreries mais celle-là aurait du mal à passer. Il valait mieux la taire et la vivre honteusement. Encore que, je n'étais pas militant, pas encarté, pas même sensible aux discours des gens de droite, mais s'il faut bien donner un nom à ce que j'étais, philosophiquement – un type qui se fout de tout tant que son sort à lui n'est pas directement concerné – avant Lucie, j'étais de droite.

Je m'évente avec le bouquin de Huysmans quand, dans le mouvement de l'air, m'apparaît le paragraphe caché :

« Ce qu'il rêvait comme un excitant d'esprit, comme un coup de gong qui réveillerait son talent assoupi, c'était une fantaisie monstrueuse, de poète et d'artiste : une femme qui l'aimât, une femme vêtue de toilettes folles, placée dans de curieux arrêts de lumière, dans de singulières attitudes de couleurs, une femme invraisemblable, peinte par Rembrandt, son Dieu ! une femme insolemment fastueuse dont les yeux brasillassent avec cette indéfinissable expression, cette ardeur de vie presque mélancolique du chef-d'œuvre du Van Rhin, "la femme du salon carré au Louvre" ! Il la voulait ainsi, avec une peau couleur d'ambre, et même une pointe de rouge sur la pommette et de cendre bleue sous l'œil et il la désirait avec un esprit alambiqué et savant ; il la demandait excessive et troublante à des moments convenus, sage et dévouée pour l'ordinaire. »

Il s'agissait bien du tableau transpercé par Sandrine Maurin née Stievenard, le tableau où Rembrandt a peint sa maîtresse avec son air sage et dévoué « pour l'ordinaire », il fait briller son regard mais tout le reste, notamment le velouté de la peau, laisse transparaître le calme et la douceur d'Hendrickje Stoffels. Ce n'est pas tellement un portrait, Huysmans voit juste, c'est une incarnation, une représentation beaucoup plus générale que la petite particularité des traits d'Hendrickje. Le peintre hollandais, veuf depuis douze ans, frôlant la cinquantaine, voit chez cette servante qui n'a pas encore trente ans la possibilité de syncrétiser le rêve des hommes. Il la peint élégante mais sans excès, portant de discrets bijoux mettant en lumière sa peau, douce, les courbes de son visage et son décolleté chaste, elle nous regarde profondément, avec un air de compassion flottant, parce qu'elle est la femme rêvée « pour l'ordinaire ». On l'imagine bien s'occuper des enfants, tenir un foyer, se comporter dignement en société, elle a de la conversation si on lui pose des questions, elle rit dans son menton, ce petit menton rond qui disparaît presque dans son cou. Elle est une femme comme il faut.

Étrange que Sandrine Maurin née Stievenard ait transpercé cette toile. Ce n'est pas la plus provocante, c'est même tout le contraire, cette représentation-là n'est rien d'autre que le portrait d'une femme telle qu'on la décrit depuis la Bible jusqu'aux pages des magazines féminins. Une femme qui se tient. Une femme, ça s'empêche. Il y a tellement de toiles où les femmes sont des choses sous le trait de l'artiste, des objets de pur désir soumis à l'autorité de leurs pinceaux, mais pas là, pas dans ce tableau inoffensif qu'on avait longtemps appelé *portrait de femme* tant il recouvrait une vérité générique, avant de devenir *Hendrickje Stoffels au béret de velours*. Non, vraiment, le geste de Sandrine Maurin née Stievenard n'avait aucune justification artistique, aucun élan politique, tout ça tenait de l'alibi bricolé pour éviter la prison. N'en déplaise à Kendrick Lamar, cette femme n'est rien d'autre qu'une hystérique. Moi aussi, comme Huysmans, j'attends Lucie, qui manque terriblement de sagesse et de dévouement « pour l'ordinaire », mais qui est anormalement douée pour les moments troublants et excessifs. Elle va bientôt me rappeler. J'attends son coup de fil.

Rembrandt. Alors que ses forces diminuent, qu'il s'apprête à entrer dans la vieillesse, que sa femme est morte, que sa maîtresse est internée, qu'il est ruiné et qu'on moque ses sujets toujours un peu laids, il s'entiche encore d'une bonne, et il trouve chez elle un nouveau souffle, dans sa jeunesse mais peut-être aussi dans sa témérité. Hendrickje n'est pas une gentille jeune fille. Je ne suis pas Huysmans, je me fous que Lucie soit « un coup de gong » qui réveillerait mon talent assoupi ; je n'ai pas de talent, j'en ai fait le deuil, je ne veux pas être artiste, je ne veux rien, que vivre, même comme un chien, à côté d'elle. Qu'elle couche avec qui elle veut, avec ce type auquel elle est attachée et à tous les autres, même sans que je sois là, même si elle doit me torturer après en me racontant comment eux la font jouir, comment elle les fait jouir à son tour. Je peux encaisser tout ça. Si elle est là. Sandrine Maurin née Stievenard a crevé les yeux d'Hendrickje pour ouvrir les miens.

Sol ré do la. Est-ce que c'est vraiment Lucie, avec ces autres filles, qui ont fait le coup ?

J'ai bien dormi hier soir, pourtant le lit n'est rien d'autre qu'une planche à laquelle un appuie-tête rigide enlève tout confort, mais il faut croire qu'il reste une chaleur propre au bois coupé qui enveloppe et permet d'éteindre pour de bon la lumière.

Il l'appelait son château sur la Côte d'Azur, il s'étend péniblement sur 16 m² et se déploie selon la thèse absconse du nombre d'or. Tout avait été pensé pour un homme d'1,83 mètre. 3,66 mètres de côté, 2,26 mètres de hauteur à la base du toit, voilà pour le nombre d'or. Mobilier à roulettes pour la modulation ; ici Le Corbusier avait ramené son « Modulor » à sa plus simple expression. Une vie synthétisée, je ne pouvais me trouver dans un meilleur endroit.

Sol ré do la. Cette nuit j'ai entendu Keith Jarrett et je n'ai plus vu Kendrick Lamar.

Comment fait-on pour dormir dans une œuvre d'art ? Comment peut-on passer la nuit dans le Cabanon de Le Corbusier ? C'est une longue histoire, j'étais épuisé en débarquant du train, j'ai oublié les détails, disons qu'il vaut mieux être expert en art et ne plus tenir à l'argent qu'il vous reste. Nous sommes le 27 août. Bientôt la rentrée.

Pas de grande baie vitrée ici, Le Corbusier n'a découpé que de petites ouvertures dans son Cabanon. Pour admirer la Méditerranée, il faut sortir sur la terrasse. J'ai bien dormi cette nuit. Il n'y a plus de matelas sur la planche qui servait de lit à l'architecte, alors mon corps, poids mort, épuisé, s'est fondu dans le bois, rassuré par sa lointaine odeur de forêt. La lumière s'est éteinte, comme dans le nid de Sandrine Maurin née Stievenard. Pas de réseau, le téléphone ne passe pas, je n'ai pas pu regarder le compte de Lucie. J'ai été réveillé par le piano de Keith Jarrett, *sol ré do la*, anadiplose de la sonnerie de l'opéra de Cologne. Dans le minuscule Cabanon de Le Corbusier je n'ai plus d'autre issue que d'entrer en moi. Les notes tintent, apaisantes, signal d'un retour à la normale, elles se déposent et annoncent en tombant l'Éternel retour. Nous sommes le 27 août. Bientôt la rentrée, j'ai vraiment bien dormi. 27 août 1965, Charles-Édouard Jeanneret-Gris dit Le Corbusier se lève et part nager dans la Méditerranée. Malaise cardiaque, on dira. C'est le nom de la maladie de ceux qui veulent faire corps avec la mer, abolissent les distances. Nous sommes le 27 août, j'ai passé la nuit dans son Cabanon et là-haut, sur le promontoire, la dépouille de Le Corbusier me guette. Sa tombe ressemble aux monuments dessinés pour lui rendre hommage. On en croise parfois sur des ronds-points, dans les villes de province où l'adjoint à la Culture est également chargé de l'urbanisme. Il est revenu de sa nage, il est allé au bout de ce qu'il voulait explorer dans la Méditerranée et, parvenu à ce point de cohabitation profonde avec cette mer qui le fascinait, collaborant enfin à sa transparence, il s'est définitivement posé là.

Longtemps j'ai cherché la Méditerranée, dans la nuit absolument noire, en espérant que quelque chose se passe, qu'avec le percement du soleil se lève *la flèche lente de la beauté*. Les étoiles ne permettent pas de rendre compte de l'immensité de la mer, elles donnent juste une indication sur quelques crêtes formées par le vent. J'ai bien dormi dans le Cabanon, deux heures, peut-être trois. J'étouffe. Je me tiens là, un 27 août, au même endroit que Le Corbusier, je me demande ce qu'il voyait. J'écoute le frémissement de l'eau, je voudrais enfin ressentir quelque chose, je voudrais être pris par un élan créatif, comme le vieil architecte qui repartait ressourcé après ses séjours ici. Que pourrais-je bien peindre si on me tendait une toile, là, sur la terrasse ? Un chien abandonné. Si j'avais pris mon matériel, je pourrais essayer encore une fois, et au pire, laisser l'odeur de térébenthine faire son œuvre, tout anesthésier, transcender le moment à défaut d'être capable de le fixer pour l'éternité sur toile, vivre légèrement ailleurs, dans le flottement des vapeurs artificielles, à quelques coups de pinceaux inatteignables du génie. Il fallait attendre le lever du soleil. Quand il ferait son apparition, les premiers rayons esquisseraient l'empyrée, le ciel des dieux, et je verrais alors la courbe se dessiner, des montagnes jusqu'au plus loin de la mer, elle recouvrirait tout, et tout le monde.

Bientôt le jour, et avec lui les possibles. Je laisse mon téléphone sur le petit tabouret, je marche dans la nuit vers la plage du Buse, lentement, au milieu des rochers, je cogne mes pieds à plusieurs reprises contre les pierres glacées, la chaleur du sang recouvre mes orteils, j'atteins le sable en craignant de buter sur d'autres cailloux restés à l'écart, j'enlève mes vêtements, la Méditerranée postillonne fraîchement sur mes jambes, en entrant dans l'eau j'entends les premières notes du concert de Cologne, *sol ré do la*, j'appelle Kendrick, pas de réponse, le froid progresse en moi, j'avance encore, mon corps une fois immergé se retend sous l'effet de la fraîcheur, comme sorti d'une longue veille, j'aime sa tonicité nouvelle ; il y a encore un espoir ; tout rentrera dans l'ordre avec l'évanescence de la nuit, le frimas bleuté couvrira la peau pâle de Lucie, la peau pâle de Lucie, Lucie ; il y a encore un espoir ; en me laissant porter par l'eau salée, j'entrerai au petit matin en mer de Ligurie, lavé *au fond des mers profondes* par ma traversée et voyant enfin ce monde inconnu avec l'œil des géants ; Lucie ; il y a encore un espoir ; je débarquerai comme ça, en dos mollement crawlé dans le port de Gênes, et je saurai alors si, vraiment, cette crevure de Jean-Baptiste Sécheret en a bien saisi l'âme.

4.
TU N'ES PAS SEULE

Sandrine

J'entends des voix. Voilà ce que j'aurais dû répondre à la policière qui me parlait de ses titous. Plutôt que d'évoquer le nid et la beauté de la clairière j'aurais dû lui dire ça : j'entends des voix. Et ça n'aurait pas été un mensonge, c'était même certainement l'affirmation qui se rapprochait le plus de la vérité sensible qui me parcourait. Mais si vous dites « j'entends des voix », vous passez immédiatement pour une folle. On s'imagine que quelqu'un vous chuchote d'aller tuer le chien du voisin, un type avec la voix de votre père. On pense à un truc un peu sinistre, une très mauvaise conscience qui prendrait le dessus. Alors pour contourner les ennuis on évite de dire qu'on entend des voix.

Pendant deux ans, si j'en crois la policière, dans la forêt, je n'ai entendu aucune voix. J'ai fait l'expérience du véritable silence. Tonio n'était pas bavard et je ne l'ai accompagné que deux fois au village pour le ravitaillement. Là oui, j'ai entendu les voix comme un écho. Mais elles sont revenues beaucoup plus fortes avec tous les types et leur tournage. Ils se plaignaient que leurs téléphones ne captaient rien, mais moi je les entendais hurler. Je me suis réfugiée dans le nid, j'ai collé ma tête aux branches, j'ai essayé de me raccrocher à l'air de la forêt, à l'odeur rassurante de la résine des pins autour de moi, pendant un instant j'ai cru que j'étais à l'abri mais ils ont allumé un groupe électrogène et ont fait jouer leur musique, là j'ai dû partir immédiatement. Tant pis pour Tonio, tant pis pour le nid, si j'avais dû expliquer ce moment à la policière, j'aurais dit « les voix m'ont dit de partir », mais cette simplification frôlait le mensonge. Rien n'est articulé, aucune parole prononcée, au mieux c'est un murmure lancinant qui s'invite, comme un sens supplémentaire incontrôlable. Après tout ce temps dans la forêt j'avais cru le perdre, j'aurais aimé m'en libérer, comme on peut se percer les tympans pour ne plus écouter, crever les yeux pour… Mais les voix ondulent et vous parcourent, elles ne transitent pas que par l'ouïe, elles sont votre corps jusqu'à vous guider. Quand elles sont là plus rien ne vous échappe, tout l'organisme est en alerte. Elles me suivent depuis toute petite. Chez moi personne n'a jamais entendu les voix. Je passais à la maison pour une gamine pénible et étrange qui préférait retourner les cailloux sur l'immense terril plat que d'aller faire les boutiques. Là encore il aurait sûrement fallu dire à mes parents pour les voix, leur dire que lorsque je malaxais les résidus de charbon, lorsque ces pierres s'entrechoquaient dans ma main et qu'elles passaient l'une sur l'autre, leur tintement agissait comme un épouvantail.

J'aurais aimé percevoir le monde comme les autres enfants de ma classe. Je comprenais bien que, lorsque la maîtresse nous demandait de faire un dessin, ils se concentraient sur la forme à reproduire et, avec plus ou moins d'agilité, restituaient les contours du modèle. Tout était plus compliqué pour moi. Le modèle était rehaussé d'ondes, d'une sorte d'énergie, qu'il était impossible de dessiner sans déformer les traits. Mes dessins ne remportaient aucun succès, ils amusaient mes parents qui moquaient mon absence de don pour à peu près tout puisque, systématiquement, je percevais une réalité qui n'était celle de personne d'autre que moi. Instinctivement je savais qu'il ne valait mieux pas trop en dire et très vite j'ai compris que je ne verrai jamais le même monde que mes parents. Eux étaient heureux ici. Moi j'étouffais. En grandissant, ma présence sur le terril plat était de plus en plus anachronique. Les enfants n'y jouaient pas, et les adolescents ne s'en approchaient pas. J'ai rejoint le groupe à un moment, vers 16 ans, quand on a pu s'échapper en Belgique. Des skateurs, des tagueurs, des teufeurs, ceux qui frôlaient les marges. Dans les clubs, je collais ma tête aux baffles et le vrombissement des basses fournissait une réponse aux voix, comme un dialogue dont je ne maîtrisais pas les mots mais qui s'effectuait à travers moi. J'ai eu une sensation assez proche en découvrant Port-l'Annonciade. Le vent était moins fort, mais régulier et sauvage. En me postant sur les bords de mer, j'ai temporairement dompté les voix. En menant une vie pareille à celle de mes parents, avec les mêmes aspirations et les mêmes objectifs : travail, famille, village, j'ai cru guérir.

Maintenant je sais que, aussi loin que j'aille, elles ne me lâcheront jamais.

En remontant dans le camion, je comprenais bien que j'allais y revenir, retourner là-bas, pour exorciser une malédiction, ou plus simplement parce qu'on finit toujours par y revenir. Pour enterrer un mort qui n'a pas trouvé la sortie, ou s'assurer qu'on n'a pas rêvé tout ça, qu'un jour on s'est inscrite dans ce paysage et que d'une certaine façon, il nous a façonnée.

Rien ne pressait, j'ai pris des petites routes, des départementales où les gens du coin circulent à des vitesses folles. Pour aller au travail ou au contraire, pour vérifier qu'ils sont encore vivants. Des petites routes perdues, où poussaient malgré tout des antennes relais, pour que les habitants ne soient pas isolés et puissent faire leurs achats depuis leur canapé, comme tout le monde. Ne bougez plus, l'univers tient dans votre main. Je n'avais pas besoin de les voir, je savais qu'elles étaient là, parce que les voix redoublaient au point que les chuchotements devenaient incompréhensibles, chargés d'une tension qui les rendaient inutilisables, comme l'éblouissement au soleil dilate la vue. Le soir je cherchais un coin à l'écart pour dormir, un coin où les voix me guidaient et qui les calmaient. Parfois, quand l'intensité retombait, mes battements de cœur ralentissaient et j'entendais, venues de l'extérieur du camion, les nappes électroniques des musiques qu'on jouait dans les boîtes belges dans les années 1990. La Pergola, Le Cap'tain. Un morceau revient, une voix de femme complètement ensevelie sous les couches lancinantes de synthétiseurs, et quelques mots à peine audibles, « *to forget your eyes* », « *communication breakdown* », tout le reste est murmuré. J'aimerais isoler la piste de sa voix pour comprendre les paroles, dépasser les parasites, les grésillements, comprendre ce qu'elle essayait de me dire, quand j'avais 16 ans. Ne restent que ces deux bouts de phrases perdus dans cette campagne « *to forget your eyes* », « *communication breakdown* ».

Je n'ai vraiment parlé qu'avec Martine et Alain. Ils avaient vu le camion garé à l'entrée d'un champ, le terrain leur appartenait mais ils n'étaient pas venus pour me chasser, juste pour savoir si j'avais besoin de quelque chose. Peut-être que ce soir-là, la solitude m'était insupportable.

Je n'avais plus bu de café depuis des années et je retrouvais en leur compagnie l'amertume chaude des fins de repas. Alain passait de longs moments de lutte face à une cafetière dont il remplissait le percolateur avec minutie, « pas ces saletés de capsules », le liquide coulait au ralenti, goutte à goutte sombre, étrangement réconfortant. Ils avaient acheté la maison deux ans plus tôt, pour leur retraite, et tentaient d'en faire un gîte même si de leur propre aveu les clients manquaient. « Ça nous fait quand même une grande maison pour recevoir les enfants » disait Martine de sa voix douce mais légèrement amère, peut-être le café. D'après Alain ils passaient en coup de vent entre deux destinations de vacances, remplissant leur obligation familiale avec autant d'affection qu'un arrêt à la station-service sur une autoroute : passer aux W.-C., boire un café, vérifier l'itinéraire et le temps qu'il reste à parcourir pour arriver enfin à destination. Ils m'ont proposé de rester le temps que je voulais, je pouvais même dormir dans une des cinq chambres, mais j'ai préféré rester dans mon camion pour les nuits. « On ne veut pas d'argent, on n'en a pas besoin, ce gîte c'était surtout pour avoir un peu de compagnie. » Un sentiment diffus de culpabilité m'a poussée à rester là quelques jours, comme si je n'avais jamais réussi à digérer mon départ de Lens, laisser mes parents à leur triste sort et fuir en espérant échapper à une existence comme la leur. Les enfants de Martine et Alain avaient senti qu'il ne fallait pas rester, qu'il fallait courir le monde avant que l'un des deux ne meure et qu'il faille s'occuper de l'autre, le plus résistant, celui qui reste et qui pèse une tonne. Ils avaient vécu leurs vies normales, lui responsable de service chez EDF, elle assistante de direction dans une entreprise dont elle répétait le nom, la Sematec, comme si quelqu'un, en dehors des gens qui y travaillaient, en avait déjà entendu parler. Comme s'il fallait s'assurer que tout ça avait bien existé, à une époque. Alain avait eu « le coup de cœur pour la maison » et les immenses champs autour qui la séparait du reste du monde sur des kilomètres. « À y vivre on se dit que c'est peut-être un peu isolé, mais maintenant on y est. » Mariés depuis quarante-deux ans, « on n'en fait plus des comme nous ». Parfois, quand il racontait une anecdote, Alain s'approchait de Martine et lui prenait la main, deux écoliers perdus dans les couloirs un jour de rentrée. Je n'avais plus l'habitude des mondanités, j'ai sûrement dit des choses qui mettent mal à l'aise, je ne me tenais peut-être plus aussi bien que quand je voulais faire bonne impression auprès de la mère Maurin. Ils étaient reposants, ils ne me demandaient pas grand-chose, ils parlaient beaucoup, je n'ai pas eu à trop inventer ma vie, ils avaient besoin d'être un peu écoutés. Dans la journée je faisais de longues marches dans les champs. À l'inverse de ma forêt, ici tout était plat et dégagé sur des dizaines de kilomètres. On atteignait l'horizon sans avoir vu un arbre. Pas de chasseurs. Les voix étaient moelleuses, en sourdine, rien n'accrochait, un paysage de feuille blanche. J'ai commencé à m'imaginer rester là, me promener dans la journée, boire un café avec Alain et Martine le soir, et retrouver mon camion. Je n'aurais pas construit un nid ici, il n'y avait pas de branches, mais j'aurais bien trouvé quelque chose à faire, ça aurait fini par pousser. J'ai pensé avec une vague honte que Martine et Alain pourraient m'adopter. Heureusement l'idée n'a pas eu le temps de s'implanter. Je les ai peut-être regardés avec un air un peu ému, lui a mal compris. J'étais là depuis moins d'une semaine, c'était un dimanche soir, rien ne distinguait le dimanche des autres jours, sinon un film que Martine voulait voir. Elle était dans le salon, Alain et moi à quelques mètres, sur la terrasse. La porte-fenêtre était restée ouverte et on pouvait suivre les dialogues du film depuis notre place. Un film français, comique apparemment. Je savais encore reconnaître le moment où un mec essaie de se montrer sous son meilleur angle, le moment où il se recoiffe, se redresse sur sa chaise, racle un peu sa gorge pour chercher sa voix caverneuse qu'il pense irrésistible, incline légèrement la tête, promène ses mains sur son visage s'il les trouve belles, ou les pose négligemment sur la table, et, l'épaule haute et volontaire, tente sa chance en croyant vous faire un don.

– Tous les soirs c'est ça, la télé.

Face à l'écran, Martine a éclaté de rire.

– Je me suis promenée vers les champs de pommes de terre cet après-midi.

– On en fait vite le tour, crois-moi. Écoute, on ne va pas faire comme si tu ne le savais pas. Tu me plais beaucoup.

– Arrête ça tout de suite.

Martine a une nouvelle fois éclaté de rire et aujourd'hui encore je ne sais pas si c'était à cause d'une réplique du film, ou si elle l'entendait, et qu'elle se moquait de son mari.

– J'ai de l'argent, je peux t'apporter de la sécurité, on peut faire le tour du monde si tu veux, dans ton camion ou dans des hôtels, je peux te rendre très heureuse, à tous les niveaux. À tous les niveaux.

Je n'ai pas voulu faire de scandale, pas devant Martine, l'autre le savait très bien. Je n'allais pas tout faire sauter là, dans cette maison coup de cœur étouffée par leur belle histoire d'amour de quarante-deux ans. J'ai attendu quelques minutes, sans regarder Alain, je leur ai dit bonne nuit, j'ai regagné le camion et repris la route. Il n'y aurait ni adoption ni rachat de mes péchés de mauvaise fille, il allait falloir continuer à vivre avec tout ça, et, plutôt que de continuer à l'éviter, y revenir.

Je me suis guidée à l'aide d'une vieille carte routière et des voix. Plus je les sentais épaissir et plus je m'éloignais quitte à faire quelques détours. Mon trajet suivait la France des zones blanches, ces endroits que les gens fuient parce que leurs téléphones ne se connectent à rien et qu'ils sont obligés, comme Martine et Alain, d'affronter le néant de l'ennui. Je n'étais pas pressée, je savais où j'allais atterrir, j'y allais sans entrain, remplir une très vieille obligation, pas besoin de prendre l'autoroute et de faire ça dans la journée. Le camion était de toute façon épuisé et ne dépassait pas les cinquante kilomètres à l'heure. J'ai traversé des dizaines de villages aux noms de fromages. J'ai rarement croisé des gens ailleurs que dans leurs voitures. En général ils me doublaient d'un air excédé, avec mon tas de ferraille, je les contraignais à rester quelques minutes de plus dans ce bled où ils avaient fait construire, partout ailleurs c'était trop cher ; un beau jour, un Christophe Maurin obtiendrait qu'on installe la fibre, enfin. Une belle antenne rutilante. Alors là leur investissement immobilier serait rentabilisé et ils vivraient enfin dans leur siècle, ne resterait qu'à espérer les livraisons de sushis à domicile, pour que le bonheur soit absolu.

Pour limiter la densité des ondes j'avais retiré l'autoradio et je naviguais dans un silence en apparence très différent de celui de la forêt, un silence que je créais en m'abstrayant du grondement du moteur. Dans la forêt on entendait les pies, des craquements de branches sèches, le vent dans les pins ; ici on retrouvait la mécanique à bout de souffle. Dans les deux cas je dépassais les bruits pour entrer dans une forme de méditation, où le corps continuait de passer les vitesses et surveillait certainement la route, mais où rien ne se figeait, où tout semblait couler en moi, au point que les voix s'intégraient dans ce flux, apprivoisées. J'avais découvert cet état dans la forêt, parce que nous étions loin de tout et que les bruits étaient doux, ils s'installaient d'eux-mêmes dans un songe, mais là je retournais dans cet espace uniquement par la force de la pensée, comme si je domptais enfin l'étrange pouvoir qui me faisait voir le monde autrement. Et pour y parvenir, je n'avais pas besoin de m'amputer, de me crever les tympans ou de me persuader que j'étais une autre ; il fallait juste que je retrouve en moi le chemin emprunté dans la forêt.

J'ai pu croire que je les maîtrisais durant tout le voyage. Dans ces villages abandonnés ou presque, entourée de façades muettes, de volets fermés, d'églises qui elles-mêmes ne semblaient plus y croire, dans les champs de betteraves ou de légumes qu'on ne mange plus jamais une fois qu'on a quitté la cantine, brocolis, blettes, choux-fleurs, je tentais de m'aguerrir en attendant la confrontation. Tandis que la ville se rapprochait, je voyais le ciel frotter le toit du camion, disposer juste au-dessus de moi l'éternelle cloche de verre que la Méditerranée feint de souffler d'un coup de tramontane, comme elle chasse tous les nuages. Arrivée là-bas, les ondes se sont déchaînées.

L'entrée dans la ville, l'apocalypse. Les départementales convergeaient vers d'affreuses rocades où les hommes avaient entassé le pire : sièges sociaux d'entreprises, stations-service, Éléphant bleu, entrepôts,… On imaginait qu'après chaque demande de permis de construire, quelqu'un avait prononcé cette phrase, celle qui excuse tout : « Oui, mais ça va créer de l'emploi. » Les enseignes saignaient leur lueur, les routes perdaient leur pittoresque en se cousant avec toutes les autres, les poids lourds étranglaient le paysage. À cet endroit il n'était pas utile d'être très sensible pour entendre les voix, pour comprendre qu'elles hurlaient au monde de faire demi-tour mais que, contraints par des impératifs qu'ils s'inventaient, comme je le faisais moi-même à cet instant, tous persistaient et s'enfonçaient un peu plus, perforant ce rempart de mocheté, dépassant cette horreur pour ensuite relativiser toutes celles que les villes renferment. En gardant en mémoire l'épreuve d'un tel cauchemar, on pouvait trouver beau un centre commercial, « oui, et ça crée de l'emploi ». Ce sortilège n'aura eu d'effet sur moi que quelques minutes. Très vite, alors que la rocade s'éloignait et que j'avançais dans la rue Paul-Bert, les briques rouges m'écrasaient à nouveau et reconstituaient ce qu'elles avaient été pour moi durant dix-huit ans : une muraille aux faux airs de convivialité et de modestie ; une barrière dans laquelle il fallait jouer un rôle et faire oublier qu'on était « bizarre » ou « un peu fourbe » comme disaient les voisines.

Route refaite, lisse, rythmée tous les mètres, à gauche et à droite par de maigres bouleaux ; en approchant de la maison les briques virent au gris, la tristesse prend le dessus, une façade immense, le long de la route, un hôtel dans les anciennes maisons de mineurs. Le tabac, la boulangerie, retapés, la rue Paul-Bert, toujours, ceinture de l'avenir, et le cimetière de l'Ouest, horizon, le bar, la rue Jean-Bart, les poteaux électriques reliés entre eux par des câbles noirs, petite je me plaignais de leur bruit insupportable, c'était dans ma tête, ça n'est jamais parti, les platanes aux pieds empêchés par le bitume, la mitoyenneté, les briques rouges, une impression de propre, programme de rénovation urbaine, lampadaires plus modernes, trottoirs bien dessinés, maigres bosquets plantés le long de la route. On n'a pas enterré les lignes électriques. Au 33 elles convergent toujours, harnachées à la façade par l'impressionnante sculpture métallique, tous les câbles se rejoignent et repartent. À la fenêtre de ma chambre, au premier étage, par-delà le cimetière, je voyais au loin le terril plat zébré de tension. La façade a été retapée, sablée certainement, elle n'a jamais été si rouge, et des lignes blanches dessinées pour souligner le premier étage et ma fenêtre. La sonnette avait été arrachée, ou c'est eux qui l'avaient supprimée, pour ne pas être dérangés, comme s'ils avaient tellement d'occasions de l'être, comme s'ils étaient tellement occupés. J'ai roulé lentement dans la rue Jean-Bart, rue nouvelle, ville nouvelle, vaguement familière comme une station balnéaire en hiver. J'ai garé le camion sur une place de stationnement, ça n'existait pas non plus, avant. J'étais devant chez madame Sikora. Elle aussi, elle me trouvait bizarre, elle était mal à l'aise en ma présence et j'aimais bien ça. Les rideaux au rez-de-chaussée ont amorcé un très léger mouvement, assez pour que j'imagine madame Sikora derrière, sentinelle, comme avant. Si elle me reconnaissait, elle viendrait me voir, me dire que je n'avais plus jamais donné de nouvelles, que c'était cruel pour mes parents, que ma mère était si triste de la situation, c'était ce genre madame Sikora, à se mêler de tout, à rappliquer dès que le malheur faisait des repérages. J'aurais sûrement dû reprendre la route. J'avais vu tout ce qu'il fallait voir, rien ne bougeait ici, on vivait là dans une sorte de musée rafraîchi, le passé minier pour le pittoresque, la maison du voisin pour ligne de mire. Je pensais que je maîtrisais les ondes, leur ronronnement était supportable. Ils avaient arraché la sonnette, les fils pendouillaient, je l'avais bien vu, le message était clair, je n'en ai pas tenu compte. J'ai marché dans la rue Jean-Bart, jusqu'au 33. J'ai regardé un moment, derrière tous ces câbles, la fenêtre de mon enfance. Le portail avait été repeint, une berline stationnait dans la minuscule cour, sur des pavés rose autobloquants. On ne pouvait pas sonner, ils avaient tout coupé, vu de près c'était très net. On ne veut voir personne. Il aurait fallu frapper, mais je savais que le son serait trop agressif, que ça revenait à braver l'interdiction et que ça compliquerait tout. On ne revient pas, après vingt ans, en conquérante, surtout pas chez les Stievenard. J'ai entendu l'autre porte s'ouvrir, celle de la cuisine qui donne dans la cour. Et la voix de ma mère : « Tu as fermé la porte d'entrée ? » L'autre n'a pas répondu. Il a peut-être fait un signe de tête, c'était son genre, un signe pour dire en même temps « oui » et « tu m'emmerdes ». Je me suis déplacée jusqu'au petit portail qui m'arrivait au nombril. Nous nous faisions face. Pour la première fois, depuis vingt ans. Dans mon souvenir il était grand, un grand type qui en imposait. Il m'a vue et s'est terré dans sa voiture. Je l'ai trouvé minuscule, mais c'est peut-être parce qu'il est resté assis, presque au ras du sol, dans sa berline, enfermé, à l'abri de tout ce qu'il n'était pas.

– Salut maman.

J'ai dit ça, c'est sûr, « maman », je l'ai toujours appelée comme ça et il ne m'est pas venu à l'esprit de l'appeler par son prénom. Pourtant, vingt ans. Mais c'est sorti, « maman ». Un instant je me suis sentie fragile, toute petite, perdue dans l'univers, plus aucune voix, plus aucune onde, et ce mot que je n'utilisais jamais, qui me ferait vomir le lendemain quand la policière l'utiliserait à mon endroit, ce mot renfermait une réalité que les kilomètres, malheureusement, n'avaient pas effacée : un jour, j'avais été l'enfant de quelqu'un.

– Tu tombes mal, on part à un spectacle.

Elle n'était plus la même, cheveux plus fins, tenue un peu plus chic, et son regard implorant faussement, tentative factice de complicité, en disait long : « Qu'est-ce que tu viens foutre ici, tu vas me l'énerver pour rien, on s'est trouvé notre équilibre, pourquoi faut-il que tu foutes toujours tout par terre ! » Elle a répété : on a un spectacle, tu aurais dû appeler, là on doit y aller c'est dommage. Le spectacle, tu comprends.

La berline a démarré et le nain au volant a commencé à accélérer dans la cour, au point mort.

– Il ne va même pas me dire bonjour ?

– Tu sais comment il est, ne complique pas tout. On a un spectacle.

Pour le moment le spectacle était dans la cour. Sur des pavés autobloquants qui auraient préféré être n'importe où ailleurs, un lilliputien manœuvrait débilement, donnant des coups de volant désespérés pour sortir du minuscule espace où il se trouvait piégé lui-même. La voiture hurlait.

– Va le chercher, que je lui dise bonjour au moins. J'ai fait un très long voyage.

Ils étaient à quelques mètres de moi, et l'autre, assis dans sa berline, une Citroën, chuchotait. J'ai mesuré mon ascendant sur lui, j'ai compris qu'il ne sortirait pas de la voiture. Il restituerait la scène en se trouvant les meilleures excuses « si je descends je la tue », la vérité c'est qu'il était pétrifié, à son volant, incapable de se lever, incapable de me regarder, incapable du moindre mot. J'ai poussé mon avantage jusqu'au bout. Vingt ans quand même. Je suis entrée dans la cour, j'ai senti les pavés autobloquants qui se déchaussaient, aucune voix, aucune onde, j'étais pleinement maîtresse de mes moyens. Il avait perdu ses cheveux, et vu de là, alors qu'il était comme assis à mes pieds, minuscule, je devinais son crâne derrière la vitre teintée. J'ai souri, j'en rajoutais. *Appelant de derrière la tombe j'ai juste dit :*

– Salut papa.

Il a baissé la vitre. Sur la banquette arrière j'ai aperçu un chien à l'air malade et docile. J'avais été avantageusement remplacée.

– Je ne veux pas te voir. Tu n'as rien à faire ici. Dégage.

Il a remonté la vitre, ma mère s'est précipitée dans la voiture, l'air soulagé, enfin à l'abri de moi. L'autre a repris ses manœuvres erratiques, le moteur s'épuisait. J'ai alors compris qu'il avait si peur qu'il me chasserait avec sa voiture, qu'il m'écraserait s'il le fallait, plutôt que de descendre. Pour fuir il me roulerait dessus. Après quelques frôlements avec la tôle de la berline, alors que ma mère caressait le chien à l'arrière, ce devait être un chien sensible, un chien qu'on faisait même suivre au spectacle, je suis sortie dans la rue Jean-Bart. Les rideaux dansaient discrètement. Une voisine devait dire « la revoilà l'autre, elle est venue faire un scandale ». Puis la voiture s'est arrêtée, devant la maison, la manœuvre était finie. J'ai cru que le petit type au volant allait enfin descendre, mais non, il cherchait sa télécommande pour fermer son portail électrique. Il est resté là, le temps de la trouver, puis le temps que le mécanisme enclenche sa très lente fermeture. Mouvement presque immobile, comme si toute la scène passait dans un ralenti : voiture qui reprend son souffle, moi face au numéro 33, ma mère devait chanter une comptine au chien, l'autre répétait, encore tremblant : « Je ne suis pas descendu sinon je la tuais. » Le portail a enfin émis son long grésillement pour signifier qu'il était verrouillé, je n'allais pas entrer chez eux, ça n'était plus chez moi, leur voiture s'est mise en route vers l'autre spectacle. *Tu n'as rien à faire ici.*

À une époque ici il y avait un terril plat ; les déchets de la mine n'étaient pas entassés en montagnes noires artificielles comme c'est le cas sur la plupart des sites miniers, ils étaient étalés au sol pour faire une grande couche matifiant la nature. On gardait ça d'eux, ces restes de grès et de schistes qui avaient justifié de passer une vie sous terre, qui expliquaient l'architecture du coin, ces petites maisons collées les unes aux autres, coincées entre la villa de l'ingénieur, l'église Saint-Théodore et la rue Paul-Bert. Le travail était parti, le charbon ne pouvait plus être extirpé ici, il fallait d'urgence l'extraire dans des pays lointains, moins regardants sur les salaires, les logements, les conditions de travail et tout le reste. On avait fermé la mine, démonté le chevalement et laissé là les milliards de débris rocheux sur lesquels avait fleuri une friche. Les parents, qui n'avaient pas vraiment travaillé à la mine, marquaient une étonnante déférence devant les patrons qui revenaient parfois dans le quartier pour la Sainte-Barbe. On leur donnait du « Monsieur », on s'inclinait sur leur passage, on leur laissait le premier rang dans l'église Saint-Théodore, on se gargarisait d'échanger quelques mots avec eux et d'évoquer la mémoire de « Monsieur votre père », on entretenait une artificielle nostalgie, alimentée par les fils de ceux qui descendaient dans la mine pour le compte des parents, grands-parents et arrière-grands-parents des visiteurs du 4 décembre. Ces jours-là, ils n'avaient pas mieux à faire, pas de spectacle à voir absolument, mon père s'endimanchait et ma mère triplait les doses de parfum. Qu'attendaient-ils, avec leurs airs de communiants déglingués, lui engoncé dans son costume aux teintes passées, tête ratatinée par la raie qu'il dessinait avec trop de gomina ? Espéraient-ils qu'à force de gentillesses, les « Messieurs » allaient revoir leur copie et rapatrier dans le

Nord ces bonnes vieilles mines de charbon, occuper à nouveau les trous creusés à 900 mètres sous le sol, remonter les ascenseurs et défricher la zone ? Ou s'agissait-il simplement d'une répétition de codes, transmis depuis des générations, qu'il était de bon ton de reproduire, un rite païen tourné vers un patron demi-dieu, capable de vous nourrir, de vous loger, d'éduquer vos enfants, de vous soigner… En plus des cailloux qu'on avait bien voulu nous laisser, on avait sûrement hérité d'inutiles bonnes manières qu'on sortait parfois pour s'assurer qu'elles fonctionnaient encore. On apercevait les plaques métalliques de scellement : « puits 9 – 1884-1980 ». Cimetière industriel. Mes parents n'avaient jamais travaillé à la mine, déjà à leur époque elle n'était plus qu'un folklore, mais ils gardaient la nostalgie de ce qu'auraient pu être leurs vies si seulement… À mon tour, j'aurais dû rester entre la rue Paul-Bert, les cités Jeanne-d'Arc et Saint-Théodore pour célébrer le glorieux héritage de tous ceux qui étaient morts à la tâche, jusqu'à ce qu'on décide que les vies des Chinois ou d'autres étaient plus adaptées à la brièveté et à l'encrassage des voies respiratoires. J'aurais dû surveiller la rue du coin de l'œil, des fois qu'à l'occasion d'un changement stratégique, on décide de rouvrir la mine pour qu'enfin le travail, et donc la vie, reprenne ici. Quelque chose de noir survivait, un voile au-dessus de nous, un tas de cailloux transformé en terrain de jeu. Nous étions le bassin minier, nous étions les familles des mineurs, nous étions une zone à revitaliser, nous étions le point faible de l'activité économique de la région, et pour une raison que j'ignore, il était impossible de s'extraire d'ici, nous étions devenus le charbon abandonné, nous étions condamnés à vivre là. Quand on tentait la fuite, un courant ondulant nous ramenait toujours, je le sais maintenant, coincée dans cette chambre d'enfant, à contempler, avec un bracelet électronique et une épouvantable migraine, la façade longiligne de leur musée qui éclipse le lieu de mes évasions. Ciao la mine, ciao le terril, voilà l'art. Parce que pour tout le monde ici, entre les deux, il n'y avait rien eu qui vaille la peine d'être pris en compte. Mon enfance ? Une faille, 1980-2010. Un détail au moment d'implanter un musée. Que valaient mes heures d'errances entre le magasin Lemaire et la casse automobile, l'odeur d'agonie des voitures dégueulant leurs restes d'huiles sombres et luisantes sur le sol silencieux – retour à l'envoyeur – et mes heures perdues sur le terril, observant la lente lutte des minuscules plantes jaillies des cailloux noirs, l'effacement du temps, jusqu'au rappel vers la maison. Je n'ai pas la moindre idée du bruit que faisait ce lieu à l'époque de son exploitation, je connais par contre le son doux que font les pierres d'un terril lorsqu'on marche dessus, grâce à la fine pellicule noire qui les enveloppe à peine, juste pour étouffer les pas, comme le papier de soie qu'on met autour des bijoux. Alors on peut s'éloigner sans être entendue, zigzaguer sur les cavaliers abandonnés et parfois, en se retournant, se croire en forêt, examiner les fleurs et les bestioles qui reprennent leurs droits, confondre la transparence et la disparition de la cloche de verre. Se réinstalle à bas bruit une autre vie que celle de ceux qui grouillaient là un siècle plus tôt, comme si nous étions loin du stade Bollaert construit par les mineurs, des jardins potagers des mineurs, et des cités Jeanne-d'Arc et Saint-Théodore construites pour les mineurs. Toute l'architecture avait été pensée pour nous renvoyer systématiquement vers ce poumon noir dégonflé. La force d'attraction des structures de brique et de béton était telle qu'on finirait tous ici, les dociles et les indomptables. À l'adolescence, ceux qui avaient une vague conscience de tout ça filaient s'éclater les tympans dans les boîtes de nuit belges. Certains, en redescente d'acide au petit matin – il ferait encore sombre, toujours ce voile – s'écraseraient dans le bas-côté de la route. On donnerait une messe à Saint-Théodore, et on garderait une photo sur un guéridon, on mettrait ce qui reste du corps sous terre, à quelques mètres de la maison, à peine plus haut que là où les anciens mourraient pour le précieux charbon devenu inutile. Vivre et mourir à la fosse 9.

Je ne veux pas te voir. Tu n'as rien à faire ici. Dégage.

Trois phrases, après vingt ans. Chacune a son poids de sentence définitive. Il aurait fallu s'abstraire complètement. Être un arbre, ou n'importe quoi d'immobilisé, comme maintenant, n'importe quoi de figé. Être en capacité de contrarier les sentiments pour n'écouter froidement que le sens des mots : *je ne veux pas te voir*. Ce n'est pas exactement « je n'ai pas envie de te voir », ni « je ne veux plus te voir », c'est autant une supplique qu'un mantra : *je ne veux pas te voir*. Dans cette maison où, quand on veut on peut, *je ne veux pas te voir* me ramène au rang de l'invisible, de l'onde. Ils n'avaient pas eu à fuir, à s'enrouler la tête d'aluminium pour me garder à l'écart. J'étais partie, je devais être, à Noël, aux anniversaires, un grésillement désagréable, mais supportable. Je revenais, il ne voulait pas me voir, il pouvait difficilement être plus honnête qu'avec ces six mots.

Tu n'as rien à faire ici ressemblait à une autre sentence, j'aurais dû l'entendre comme un constat. Froid, mais incontestable. Ne jamais revenir, ne jamais repenser, filer. Il n'a pas dit « il n'y a rien à faire ici », il n'a pas dit « il n'y a rien pour toi ici », il a dit *tu n'as rien à faire ici*. Rien. Même être un arbre, même être là dans cette chambre, presque immobile, même ça, c'est trop. Rien. Il m'avait vue enfant, vivre ici, il n'avait jamais vécu qu'ici, et les vingt ans qui venaient de passer lui avaient donné une certitude : entre ici et moi, rien. Au moment où il prononçait ces mots, prophétie autoréalisatrice, tout devenait absolument vrai.

Alors, *dégage*. Il devait dire ça au chien, quand il lui sautait dessus un peu trop joyeusement et qu'il menaçait de le faire tomber, quand il pissait trop près de la Citroën dans la cour. *Dégage*. Si nous étions deux étrangers, et tout porte à croire que c'était le cas. Si on prend acte de la fin de la filiation, en supprimant les passions, les affects. Si on fait table rase de l'histoire, des fois où on tend un carnet de notes fièrement, de ce nom qui nous poursuit, née Stievenard, de ces mots répugnants « papa », « maman ». Si rien de tout ça n'existe. Si un type vous voit débarquer dans l'endroit qu'il vous faut fuir, au lieu de chercher une nouvelle forêt, d'autres branches, des nids ou n'importe quoi d'autre. Si ce type préfère que vous disparaissiez, comme une mauvaise nouvelle, qu'il vous renseigne sur le fait que ce que vous cherchez n'est pas là, et qu'il vous invite fermement à partir, vous devriez le remercier. Merci papa. J'ai mal réagi parce que je n'en étais pas encore là, un petit fil me reliait à tout ça, il avait tenu vingt ans il a cédé après trois phrases, pas tant pour leur violence, mais parce que si ces trois phrases se tenaient, c'est que j'étais devenue une onde.

Ils l'ont posé là, face au coron, leur grand musée de verre qui allait sauver la région, qui exhiberait tout, l'art au grand jour, à l'endroit même où on ne voyait rien, où les vies se jouaient sous terre, où ne remontait plus que la poussière noirâtre d'un travail d'animal. L'humanité avait débarqué sur le carreau de la mine 9. La sophistication, la connaissance, le bon goût, la compréhension fine des enjeux du monde, les sous-titres avaient envahi les lieux, sûrs de leur droit à s'étaler, pour le bien des autochtones, sûrs d'amener enfin la civilisation là où jusqu'alors, à leurs yeux, il n'y avait plus rien puisqu'il n'y avait plus la main de l'homme.

Je ne me suis pas arrêtée, mais je l'ai bien vu, dans leur musée, ce gros tas de charbon, esthétisé, noir rutilant, pierres harmonieusement concassées, presque roulées par une mer invisible, luisantes comme la carrosserie d'un corbillard, bien étalées dans toute la pièce, sous la lumière blanche et impitoyable des projecteurs. Ils avaient rapporté le charbon ici, un charbon plus présentable, sur lequel on pouvait disserter, qui avait perdu l'odeur de la sueur, ils nous rapportaient une dépouille, embaumée avec soin pour donner l'apparence de la vie, ils avaient dû trouver ça très à propos, du charbon dans leur musée, des fois qu'on ait oublié qu'ici, c'était le bassin minier, et que si, ici, depuis trente ans, on n'avait pas extrait le moindre bout de charbon, quand même, pendant cent ans, on en avait sorti des tonnes. Comme nous étions tous un peu limités, un peu terre à terre, ou sous terre à terre même, personne chez nous n'avait pensé à le faire reluire pour l'exposer dans des galeries. Bien sûr que je l'ai vu, tandis que je marchais dans leur musée, le gros tas noir, large trait tiré au sol pour bien surligner son emprise sur l'espace et le temps. « Tas de charbon » de Bernar Venet.

Dans un coin, un groupe de chômeurs écoutait un guide. Lui qui savait tout, au point même d'avoir un travail, attirait leur attention sur une sculpture en marbre à la blancheur dérangeante. Il fallait s'inspirer de la confiance d'Artémis, se rappeler sa posture déterminée, franche, l'élan convaincu qu'on devine malgré la pierre. Voilà comment on devait se présenter devant un employeur. J'ai repensé à mon passage au service social du cabinet comptable de Christophe Maurin, cette vie à présent étrangère. Combien de procédures de licenciement j'avais eu à lancer. Combien de centaines de gens s'étaient retrouvés dans ce bataillon perdu, recevant un jour un courrier signant une mort sociale, parce qu'une faute a été commise, qu'on a déplu à un patron, qu'on n'est plus rentable, qu'on a changé d'idée, que ça commence à bien faire. Combien de maisons avaient été revendues par peur de ne plus assumer le crédit, combien de vacances annulées dans l'attente d'un nouveau contrat, combien d'enfants ont vu leurs parents fermer la porte du salon pour ne pas avoir à s'expliquer devant eux ?

Je ne me suis jamais intéressée à l'art, je n'y comprends rien. Ici les œuvres sont exposées par périodes dans un immense espace décloisonné. En progressant dans la Galerie du temps, je ne sais pas ce que je dois voir, je sais juste ce que je vois. Cette femme, face à moi, bien habillée, mais pas trop, pas une marquise, juste une femme qui prend la pose pour l'homme qui la peint. Alors des boucles d'oreilles, un pendentif, un bracelet discret. Pas de plumes, pas de tissus extravagants, de la soie sûrement, mais pas d'exubérance, rien qui perturbe la représentation. Elle est là, elle sort du fond noir, une apparition depuis le néant. Avant elle, le néant. Elle s'avance, sans avoir à en rajouter, juste en étant là, et immédiatement, une peau, une odeur de musc et de coton, des reflets roux. Et ce regard qui les contient tous, la bonté et l'inquiétude, la colère et le soulagement, la détermination et le doute.

Les ondes m'ont parcourue en un éclair déchaîné, tout mon corps électrique, un moteur explosait dans ma tête, tout ce qui avait été contenu lâchait, tout ce que je croyais maîtriser reprenait le dessus, j'étais une douleur ondoyante, j'étais l'onde libérée.

La première note, une ouverture douce, ronde, la matière sèche accueille parmi ses fibres tissées, milliers de cordelettes enchevêtrées, tendues, ajustées, paisibles depuis des siècles, invisibles, masquées par les couches de peinture, dissimulées par le génie de l'artiste. Avant lui, rien. Ensuite, le ballet des pinceaux, la précision de chaque point, l'assurance de la main dans chaque ligne, la coordination des pigments. Un trait, une victoire. La surface bouillonne, elle met en scène là, à partir du rien, de quelques couleurs assemblées, le grand spectacle, le chef-d'œuvre, qu'on vient admirer du monde entier, qu'on mettra sur un t-shirt, un mug, qu'on reproduira dans des livres où des spécialistes donneront des avis que ni ma mère ni madame Sikora ne liront. Et Mélanie, elle ferait comme toutes les autres, un selfie, des photos qu'on ne regardera jamais mais on s'occupe les mains, et on se demande combien un petit truc comme ça peut bien valoir. Parce qu'au fond, ici, c'est la seule préoccupation. Tout l'argent que ça coûte, avec ça, tout ce qu'on aurait pu s'acheter. Les gens du musée sont désespérés. Ils auraient voulu nourrir tout le monde avec ces images, avec ces tableaux. Les nourrir intellectuellement, bien sûr. Quoi d'autre ? Ils auraient tellement voulu, en l'installant là, que subitement, ils arrêtent de penser au foot, à changer la voiture, à la dernière paire de Nike, aux plats surgelés, au tiercé, à se refaire les seins, à la vie rêvée qu'on leur projette à la télé et qui, miracle de la technologie, les poursuit à présent jusque dans leurs chiottes grâce à leurs téléphones. Toutes ces images mouvantes, colorées, criardes, vulgaires, obscènes. Comme ils sont décevants les pauvres. À préférer tout ça plutôt que ce qu'on est gentiment venu leur apporter, chez eux. Alors qu'on aurait pu se le garder chez nous. Dans les tableaux au moins, les pauvres sont à la hauteur. Et tout ce petit monde se repaît d'images. Les grands spécialistes, les snobs qui n'y comprennent rien, les idiots qui viennent se mettre au frais, ceux qui savent, ceux qui imaginent, ceux qui comprennent, ceux qui analysent, ceux qui pensent à autre chose en prenant l'air absorbé. Tout à coup, tout le monde s'est rappelé l'importance de la matière. Subitement, alors que j'avais l'impression d'avoir passé ma main à travers la toile, ils ont mesuré que tout partait de là, de milliers de microfils tissés, agencés, tendus, et si fragiles. Si fragiles qu'avec un coup de clé, sec, assené comme on poignarde les maris infidèles dans les mauvaises séries, avec un coup de clé, sec, et déterminé, son regard n'était plus. Et un deuxième. Voilà qu'elle ne me fixe plus, qu'elle ne me juge plus, la voilà vraiment muette à présent. La clé de l'Iveco était là, plantée dans son œil droit. Une sirène hurlait et recouvrait enfin les voix. Ou bien c'était elle, sur la toile qui gueulait. Derrière moi une femme a poussé un cri, comme si je venais de piétiner la tête d'un nouveau-né. Un petit qui sortirait à peine de sa mère, et que j'aurais arraché à la sage-femme, posé au sol, et piétiné avec des Dr. Martens. J'en portais avant, des Dr. Martens, avec la coque en fer. J'en portais quand on partait en virée le vendredi soir, qu'on filait sur la route nationale 50, vers La Pergola, vers Le Cap'tain et les rythmes métalliques. Un cri d'effroi, identique. Sacrilège. Ça courait derrière moi et j'étais là, avec ma clé plantée. Une gardienne s'est approchée, elle a dit « Mon Dieu », et elle a hurlé aussi, elle appelait la sécurité. Et ça m'a fait du bien, à cet instant-là, d'entendre que la sécurité allait arriver. Je l'attendais depuis si longtemps, la sécurité. Alors je me suis allongée, tout doucement. Et durant un instant très net, j'ai entendu la voix blanche de cette femme, revenue de La Pergola, du Cap'tain, j'avais seize ans, deux fragments de paroles : « *to forget your eyes* », « *communication breakdown* », et très loin d'ici, j'ai retrouvé mon nid.

Vous avez abandonné votre mari et votre fille, vous vous rendez compte ? Pourquoi vous avez fait ça ? Quelle femme abandonne comme ça, son mari, et surtout sa fille ? Vous êtes une maman ! Quelle honte. Moi, je ne pourrais pas abandonner mes titous. Vous savez combien ça coûte le tableau que vous avez bousillé ? Pourquoi vous avez fait ça ? Et vos parents, ils n'ont pas assez de soucis comme ça ? Vous ne venez jamais les voir ! Une maman on n'en a qu'une, un papa on n'en a qu'un. Pourquoi vous avez fait ça ?

Ça a duré longtemps, je sentais bien qu'il valait mieux ne pas répondre, je n'étais pas rodée aux interrogatoires mais rien de ce que j'aurais à dire ne leur permettrait de comprendre « pourquoi ». Après quelques réponses j'ai senti l'écart se creuser, comme une impossibilité grandissante, où chaque mot nous éloignait, comme avec mes parents. Ils demandent pourquoi, mais si vous ne répondez pas ce qu'ils attendent, ils n'écoutent rien, ils recommencent « pourquoi », « pourquoi », « pourquoi ». Des heures ont passé, un avocat est arrivé, lui savait tout ce qu'il fallait dire. Dès qu'il a pris la parole les rôles se sont inversés, la procédure, le juge, la détention, il posait les questions, eux balbutiaient.

– C'est l'avocat de la télé, qu'est-ce qu'il fout là ?

– Il vient pour la folle, c'est la merde.

Je suivais ça en spectatrice, une mauvaise pièce où chacun entrait et sortait des bureaux, où on attendait un coup de téléphone pour tout débloquer, des portes claquaient, l'atmosphère était moite, adaptée à la couleur des murs, un étrange vert d'eau délavé.

L'avocat avait la mine réjouie, il m'a dit : « Vous ne dormirez pas en prison ce soir. » J'ai cru que je pourrais reprendre mon camion et m'en aller très loin d'ici, dans n'importe quelle clairière. Une vieille dame s'est avancée vers moi : « Dans quelle histoire tu es encore allée nous mettre… Dépêche-toi, ton père nous attend dans la voiture, je te préviens, il est furieux. » Cernée d'ondes, j'avais la tête dans un étau électromagnétique depuis que j'étais revenue ici. On m'a placé un bracelet électronique, j'ai su qu'elles ne me lâcheraient plus jamais, que j'étais condamnée. Clouée.

Allongé sur la banquette arrière, le chien marquait son territoire. L'autre était toujours aussi minuscule au volant de sa voiture. Je n'ai rien entendu à ce qu'il racontait, il a chuchoté quelques phrases mais les voix étaient trop fortes. Nous avons roulé dans la nuit, sur l'avenue Paul-Bert, jusqu'au cimetière de l'Ouest, le bar, la rue Jean-Bart, nous suivions les câbles électriques comme un tout petit train. Le 33. Le portail électrique. L'homoncule qui manœuvre dans la toute petite cour. On va passer par la cuisine, ce sera plus discret. Un instant seule avec lui. C'était bien le spectacle ? C'est bon, c'est ouvert dépêche-toi, tous les voisins sont aux fenêtres. La honte que tu nous mets. Mais qu'est-ce qu'on a fait pour mériter ça ? « Vous ne dormirez pas en prison ce soir. » La cuisine repeinte, blanc cassé, la table et deux chaises, face à une petite télé. Elle me pousse : « Allez, ta chambre est toujours au même endroit, file on est crevés », la voiture qui manœuvre encore dans la cour, j'ai l'impression qu'il attend que je sorte, pour ne pas me rater cette fois, le salon inoccupé, pièce de réception des gens qu'on ne reçoit pas, rien ne change, l'escalier, la chambre, celle qui fut la mienne, et qui semble avoir attendu toute ma vie que je revienne en enfance. Un lit une place, une odeur d'humidité, le petit bureau, du matériel de couture, « je m'y suis installée pour coudre, on y voit mieux que dans la cuisine », le poster de la femme à la fenêtre, corné et jauni. « Vous ne dormirez pas en prison ce soir. »

Ils vivent dans la cuisine, avec ce chien diabétique à qui ils ont donné un prénom d'enfant. Un chien, ça ne déçoit pas. Elle prépare un repas dès le réveil, il y a toujours des oignons à faire fondre, de la viande à détendre, l'autre feuillette Télé Z de la première à la dernière page, fait face des après-midi entières à une grille de mots croisés sur laquelle il n'écrit rien, comme s'il la complétait de tête, ou qu'il était hypnotisé par les cases noires et blanches. La télé en fond, toujours. Elle démarre les journées en quasi-sourdine et monte petit à petit, à mesure que les programmes les intéressent. Un peu plus fort pour la machine à vapeur qui repasse le linge toute seule, un peu plus fort pour le feuilleton de 10 heures, un peu plus fort pour le générique des informations de la 3, un peu plus fort pour le téléfilm de 14 heures. Quand arrive l'émission de Nagui la télé gueule à mort, et elle chante par-dessus, avec des paroles approximatives, moins elle les connaît plus elle hurle des « lalala » pour tout recouvrir. Ils sont là, côte à côte, mal assis sur les chaises de la cuisine, face à la petite télé. Ils tiennent bon. Après tout ce qu'ils ont passé, ils résistent, ils sont là. Si on leur demandait ce qu'ils entendent par là, « tout ce qu'on a passé », il y aurait sûrement un blanc, mais la télé le comblerait, elle crierait pendant qu'ils chercheraient ce qu'ils mettent au-delà de cette formule qui les fait tenir, des petits pépins de santé, quelques mesquineries de couple, l'autre l'avait peut-être trompée à un moment, c'était souvent le cas, elle aurait pu aussi, « c'est pas les occasions qui manquaient, mais je me suis toujours tenue ». Au fond, le grand drame de leurs vies – ces vies minuscules dont ils se contentaient avec la même joie contenue qui les parcourait en étudiant le programme télé, ces vies programmées avec des heures de début et de fin, l'attente de l'émission qu'on aime bien, la nécessité de traverser les films qu'on aimait moins, on en profitait pour étendre le linge, des vies Télé Z, avec un chien diabétique, pas vraiment le gros basset marrant – c'était moi. La fille bizarre qui faisait honte. Pas sortable. Différente. Les autres enfants ne m'invitaient pas aux anniversaires. Mes parents n'invitaient personne à la maison, et personne ne les invitait. À cause de moi. Je mettais les gens mal à l'aise. Avant moi ils avaient des amis. Des tas. Ils sortaient, ils voyaient du monde. Petite je pleurais trop, ça agaçait. Ensuite, bizarre, les gens mal à l'aise. Et pour parachever leur malheur, une fois que j'avais bien fait n'importe quoi ici, avec les garçons plus âgés, toutes les drogues et les soirées en boîte, j'avais fichu le camp sans donner de nouvelles pendant vingt ans. Ils passaient pour quoi, eux ? On leur demandait comment j'allais et ils répondaient quoi ? Que j'étais morte ? Ils ne pouvaient plus recevoir personne à cause de tout ça. La honte. À cause de moi et de mes caprices. Mais là, c'est le pire de tout. Tout casser dans le musée comme ça. Mon Dieu. Ils passaient pour quoi, eux ? Tu n'as pas été élevée comme ça. Je ne sais pas si elle crie de colère, ou juste pour que sa voix déborde celle de la présentatrice du 20 heures. L'autre pique violemment un macaroni, comme s'il arrivait enfin à le coincer, un macaroni nageur qui se faufilait dans la sauce bolognaise en le narguant depuis trop longtemps. Un coup sec qui résonne dans le Pyrex. Tu ne manges rien. C'est pas bon ? Pas assez raffiné pour toi ? Comment ça, pas de viande ? Qu'est-ce que c'est cette lubie encore ? Un deuxième coup, net, le macaroni est neutralisé. Coup du lapin.

Je préfère rester dans ma chambre. Les ondes y sont insupportables comme ailleurs mais au moins je suis seule. Je me prépare quelques biscuits secs et de grandes casseroles de thé, dégueulasse, un goût de chewing-gum, il doit dater de l'époque où je vivais là. Eux boivent du café transparent. Ils sont toujours dans la cuisine, alors une fois par jour, pas le choix, on se salue, je récupère mes provisions, je remonte, je regarde à la fenêtre en entendant le niveau de la télé en bas, qui monte. Le terril plat a disparu, tous mes repères. À la place un long mur d'aluminium et de verre, il renvoie à chacun, au ciel, aux maisons, aux visiteurs une image déformée, floue, la sensation de ne plus vraiment être, de percevoir, plus que de voir. Cette impression-là, d'une familiarité déformée, la rue Paul-Bert est toujours là, le cimetière de l'Ouest, les maisons, mais un peu plus pimpantes, le ciel comme de la craie, toujours, pâle et pesant, comme avant, et pourtant dans les espaces, de l'inconnu, du nouveau, la marche du temps. L'image est vague, brouillée par les ondes ou les souvenirs.

J'ai oublié la plupart des noms et je ne connais plus personne, même ceux qui sont restés sont devenus étrangers. Chacun a fait sa route. Tous ces types avec qui je sortais, s'il en passait un sous la fenêtre je ne le reconnaîtrais pas. Il aurait moins de cheveux, du ventre, des enfants, il serait entré dans une vie qui fait de lui un autre, il me reste là aussi des silhouettes, incertaines, une vague odeur de Marlboro, après.

Je les imagine, tous ces types, ceux qui faisaient circuler mon nom en le chargeant de tout ce qui les hantait : une chaude, une grosse pute. Le grand exploit quand ils arrivaient à faire quelque chose, ne pas décharger dans son caleçon, enfiler le préservatif, tenir plus de trois va-et-vient, moi dans tous ces miracles, j'étais celle qui ne disait pas non. Les rares fois où ils arrivaient à quelque chose j'étais absente de leur histoire. Je ne réapparaissais qu'ensuite, quand il fallait raconter aux autres, j'avais bu leur foutre, ils me l'avaient mise dans le cul, ils m'avaient baisée dans les vestiaires de Bollaert, ils avaient utilisé quatre capotes. Quelle a pu être leur tête, quand ils ont entendu que j'étais revenue, qu'ils ont appris ce que j'avais fait ? Ont-ils seulement fait le lien avec Sandrine la salope qui ne disait pas non et qu'on acceptait de trimbaler dans les boîtes belges dans un troc qui n'avait jamais dit son nom ? Là, celui qui avait giclé dans son caleçon quand je baissais son pantalon, qu'avait-il raconté aux autres ? Et que peut-on se dire après ça, en se recroisant vingt ans plus tard, à la boulangerie. On fait sûrement semblant de ne pas se reconnaître, ou alors on prend des nouvelles comme de vieux amis. Il a peut-être des titous, il est peut-être un « papa ». Est-ce qu'il imagine en même temps son caleçon collé de sperme, ou bien croit-il à l'histoire inventée à la place ? Mais on ne se rencontrera pas, ni avec lui, ni avec tous les autres de son espèce, parce que je ne sors pas d'ici et j'ai tout oublié, même leurs prénoms. Je suis morte le jour où je suis partie d'ici. Une autre est née au bord de la Méditerranée, morte elle aussi. Une autre est née dans la forêt, c'est elle qui vient découvrir tous ces lieux, ils lui sont vaguement familiers, comme ceux où on a tourné un film qu'on a bien aimé, on les visite avec l'impression d'évoluer dans un étrange espace, pas vraiment acteur, plus tellement spectateur.

J'ai d'abord cru que c'était une bande de jeunes comme la nôtre, comme il en existe dans tous les villages, partout où on a pendant quelques années la conscience d'être encore vivant. La conscience que ça ne va pas durer. On se retrouve à quelques-uns pour surveiller chez les autres le moment où la mort s'invite. Il va faire une formation. Il a trouvé du boulot. Il s'est mis en couple. Unetelle est enceinte, ils vont garder le gosse. Les nuits étaient à peine dilatées par les lampadaires, les ondes devenaient aiguës et troublaient ma vue. Des capuches, des sweat-shirts noirs, un petit groupe devant la porte mais sans les hurlements et les rires d'une bande de jeunes, ces cris jetés aux alentours pour narguer les morts. On se sent intéressant à quatorze ans. Là non, ça chuchote. Ça se rassemble quand la nuit tombe, s'écarte quand les journalistes s'approchent, on devine par moments une discussion, brève et discrète. J'ai mis un peu de temps avant de voir un visage. Des femmes, plutôt jeunes pour ce que j'ai pu distinguer. Des femmes qui se retrouvent là, depuis le premier soir. Qui ne demandent rien, qui ne sonnent pas, qui se tiennent à l'écart. C'est peut-être elles qui ont collé ces affiches bizarres sur le mur d'en face, des lettres noires toutes simples sur des feuilles A4, collées côte à côte :

TU N'ES PAS SEULE.

Les corneilles

Ils diront que nous étions hystériques. Ils diront que nous étions excessives. Ils diront que nous étions mal baisées. Ils diront que nous étions folles. Ils diront que nous étions privilégiées. Ils diront que nous étions des terroristes. Ils diront que nous avons fait reculer la cause. Ils diront que ce n'est pas comme ça qu'on fait. Ils diront qu'il y a d'autres sujets. Ils diront que nous étions frustrées. Ils diront que nous étions moches. Ils diront que nous étions grosses. Ils diront que nous étions déséquilibrées. Ils diront que nous étions castratrices. Ils diront que nous étions dangereuses. Ils diront que nous n'étions pas leurs filles. Ils diront que nous n'étions pas leurs femmes. Ils diront que nous n'étions pas des mères. Ils diront que nous étions radicalisées. Ils diront que nous étions endoctrinées. Ils diront que ça pourrait être pire. Ils diront qu'ici c'est mieux qu'ailleurs. Ils diront que nous étions égoïstes. Ils diront que nous blasphémions. Ils diront qu'il y a des choses qui ne se font pas. Ils diront qu'il faut quand même relativiser. Ils diront que nous ne l'aurions pas fait en Afghanistan. Ils diront qu'on se trompe de cible. Ils diront qu'on se trompe de combat. Ils diront que nous étions aveuglées. Ils diront que nous étions rancunières. Ils diront que nous étions austères. Ils diront que nous manquions d'humour. Ils diront que nous manquions de légèreté. Ils diront qu'il y a des choses qu'on a toujours faites comme ça. Ils diront qu'il faut distinguer l'homme et l'artiste. Ils diront que nous manquions de culture. Ils diront pas tous les hommes. Ils diront que bientôt un homme ne pourra plus prendre l'ascenseur avec une femme. Ils diront que c'est très difficile pour les hommes aujourd'hui. Ils diront matriarcat en souriant. Ils diront patriarcat en pouffant. Ils diront que nous étions idéalistes. Ils diront que nous étions wokes. Ils diront que ça va coûter très cher. Ils diront que c'est de l'argent en moins pour celleux qu'on défend. Ils diront ça peut faire tache d'huile. Ils diront ça peut faire boule de neige. Ils diront que nous étions immatures. Ils diront que c'est la faute à Mai-68. Ils diront que c'est la faute aux campus américains. Ils diront qu'on ne peut plus rien dire. Ils diront qu'on ne peut plus rien dire. Ils diront qu'on ne peut plus rien dire. Ils diront qu'on ne peut plus rien dire. Ils diront ça jusqu'à plus de souffle, on ne peut plus rien dire, en espérant épuiser les colères par le silence. On ne peut plus rien dire. Qu'elles la bouclent. On ne peut plus rien dire. Et que rien ne bouge, jamais. On ne peut plus rien dire. Taisez-vous.

Le message avait été posté sur la page de Lucie le vendredi soir, aussitôt partagé par Léa, Rose et Garance. Dans les premières heures, avant qu'il ne s'incarne, il recueillait quelques cœurs et des messages de soutien lapidaires « bien dit », « 100 % d'accord avec toi ». Tant qu'il n'était qu'un manifeste, il ne révélait que les forces en présence. Pour chacune de celles que la presse appellerait bientôt « les corneilles », les amis ou les followers étaient sensiblement du même avis et tout le monde était rodé à encourager les envolées d'un membre du groupe puisqu'elles ne percutaient jamais la vie. Une fois le pouce levé on retournait à la réservation de son hôtel pour le week-end.

Samedi, Rose ferme sa caisse à 13 heures. Ensuite elle marche une quinzaine de minutes jusque chez elle. Elle mange un sandwich triangulaire sur son chemin, s'essouffle plus vite que d'habitude. La mie humide, ou l'excitation. Les petits ont déjà pris leur repas, ce matin à 6 heures elle a préparé des pâtes à la carbonara avec de la crème fraîche et des champignons. Il paraît que ce n'est pas la vraie recette mais ils l'aiment comme ça. Ils n'ont eu qu'à réchauffer le plat. Leur père doit venir les chercher à 14 heures. Elle a dit aux filles : « Ne comptez pas sur moi avant 14 heures 30, il est toujours en retard. Si je ne suis pas là à 15 heures vous y allez sans moi. » Il arrive à 14 heures 30, klaxonne, la musique est forte, de la dance, encore une nouvelle voiture, une Citroën des années 1990 qu'il retape pour la faire ressembler à une Mercedes malade. C'est un adolescent de cinquante ans qui une fois par mois se rappelle qu'il a deux enfants. Elle les embrasse, les regarde monter dans cette voiture dessinée par des ingénieurs sans diplôme, Hugho s'installe à l'avant, Léandra à l'arrière, ils s'éloignent. Il sera en retard pour les ramener. Pour une fois elle sera encore plus en retard. De toute l'équipe c'est celle qui a le plus à perdre. Pas le boulot, pas l'appartement. Mais les petits. Elle leur expliquera, ils comprendront, elle le sait. Au moment de voir disparaître la Citroën, alors qu'elle n'est plus qu'une vibration sourde, un doute : elle s'est peut-être embarquée là-dedans juste pour ça. Pour imaginer la gueule de l'autre, attendant des heures dans sa voiture minable, un samedi soir, à Lens, avec la musique de moins en moins forte pour ne pas user toute sa batterie. L'angoisse pour lui. Il va falloir jouer au père plus longtemps que prévu. Incapable de tenir le rôle une journée entière, chaque minute va lui coûter un siècle. L'imaginer se décomposer quand personne ne répondra au téléphone. Quand personne n'ouvrira la porte. Et si elle était partie ? Si c'était elle qui avait fichu le camp ? Une mère ça n'abandonne pas ses enfants. Une mère ça reste. Une mère ça tient ses engagements. Mais si… S'il fallait garder ces deux gosses toute la vie ? S'il fallait leur trouver une place dans l'appartement, renoncer à sa vie d'étudiant sans fac. Il a sûrement un meeting dimanche. Il ne va quand même pas amener les gosses avec lui, passer tout un dimanche sur un parking de supermarché à pousser le son jusqu'à claquer la vitre arrière, à lustrer des ailes dans la chaleur réverbérée du bitume noir. Des enfants n'ont pas leur place là. C'est pour les adultes. Ça n'est pas sérieux. Ça n'est pas responsable, d'être partie comme ça. De les abandonner tous les trois. Quel égoïsme. Comme elle aimerait voir sa gueule à ce moment-là.

On entend un chant, il vient de loin et semble repris par toute la ville. « Au Nord, c'était les corons. » Bollaert a rouvert, un match amical, il y a moins de supporters que pendant la saison mais ça mobilise quand même du monde, c'est mieux pour elles. Garance s'agace. Cette chanson c'est de la merde, les types se rêvent dans *Germinal*. Pierre Bachelet, putain.

Derrière sa fenêtre, Sandrine Maurin née Stievenard entend elle aussi le chant, filtré par la distance, légèrement dissonant, comme s'il avait percuté le musée avant de lui parvenir. Les jours de matchs, quand elle était plus jeune, elle pouvait croire que tout le terrain vague lui appartenait. On ne croisait personne, on entendait juste, très loin, des acclamations, des « Tony, Tony, Tony go », des trompettes, des applaudissements. Mais là où la mine avait disparu, dans les buissons qui avaient anarchiquement pris la suite, rien. Et pas un ultrason. Pas une onde. Pas une voix. Elle aimait bien, les jours de match, se perdre dans cet endroit qui n'existe plus.

15 heures. Deux types de BFM dans une voiture floquée, ils s'ennuient, ils les matent. Les quatre filles sont sous la fenêtre. Habituellement elles viennent le soir. Pour la première fois, la plus frêle fait un petit signe de la main en direction de la fenêtre de Sandrine Maurin née Stievenard. Un salut furtif, une bravade. Il y a des skateboards, ils ont survécu aux années 1990. Les filles discutent, quelques mots, pas de grande tirade, elles regardent leurs montres ou leurs téléphones, se dispersent. La plus frêle roule lentement sur son skateboard, entre la maison des Sikora et des Prébiac. Sur la route, il n'y a pas de voiture, et même s'il y en avait, elle flotte un peu, la gomme s'enroule autour du bitume, l'avale, un grondement très léger, étouffé, juste assez pour rappeler que Léa ne vole pas, qu'elle est encore un peu reliée au sol, que s'il y a bien une grâce à la voir avancer comme ça, légère, lévitée, ce n'est pas céleste non plus, il y a la gomme des roues, il y a le goudron de la route, il y a la planche de bois. Elle passe de longues minutes, seule, sur la ligne étirée de la rue Jean-Bart, quelques poussées de la jambe droite, puis des mouvements sur toute la largeur de la route, comme s'il s'agissait d'une vague aplatie, comme si un courant l'emportait, puis la vitesse diminue, virage ample sur les roues arrière, elle pourrait décoller, la planche vise le ciel, mais elle finit le demi-tour tout en douceur, poursuit quelques mètres sur les

deux roues arrière, repousse, reflotte, retourne. À l'aller les deux types de BFM regardent ses fesses, au retour ses seins.

15 heures 45. Garance, la grande sèche, Lucie, la boulotte, Rose, la plus vieille. Trois copines entrent dans le Louvre-Lens. Il n'y a pas grand monde dans le musée. Un samedi de match, même amical. Trois femmes entrent dans un musée, un samedi après-midi. Trois femmes qui ne se connaissaient pas deux mois plus tôt, trois incertaines, trois fatigues, trois colères. Elles n'ont rien sur elles, que des clés, et un téléphone. Trois copines qui s'arrêtent à peine dans l'entrée vitrée du musée, qui ne s'exclament pas, qui ne se retournent pas pour voir, là-bas, le début des anciens corons, les maisons des habitants, le toit de chez les Stievenard. Trois copines qui avancent, comme des habituées, dans la Galerie du temps. Dans leur pas rien n'hésite. Elles ne doutent plus, elles filent, elles enjambent cinq mille ans, elles se déplacent côte à côte, toutes les trois, de bonnes amies, en visite au musée. Des expertes sûrement, parce qu'elles savent très bien où elles vont. Pourtant personne ne les a jamais vues ici, des expertes inconnues. La plus vieille, on pourrait reconnaître la caissière, et alors on se dirait que quelque chose cloche, que la caissière n'est pas une experte. Une alerte faible pourrait s'allumer quelque part, chez tous ces types plantés dans le musée, ils en sont les seuls poteaux de soutènement. Une experte remarquerait tout ça, comme tout est suspendu, comme le temps est ininterrompu dans cette galerie, aboli, on glisse sur lui, comme Léa, dehors, devant chez les Stievenard. Un long *wheeling*. Trois bonnes copines surfent dans la Galerie du temps. Elles ne regardent pas la jarre décorée datant de -3100, elles ne regardent pas l'homme debout en prière, vieux de cinq mille ans, est-ce qu'il prie pour les encourager ? Elles ne regardent ni la porteuse

d'offrandes, ni la statue récipient en forme de femme, ni la jeune femme ailée, ni la Vierge et l'enfant avec deux anges, ni la Vierge et l'enfant provenant d'une léproserie, ni la Vierge et l'enfant entourés de cinq anges, ni le bas-relief de 1470 de la Vierge et l'enfant, ni la Vierge de douleur de 1480, ni le portrait d'une femme âgée, ni la Vierge et l'enfant entourés d'anges musiciens, ni la terre cuite de la Vierge et l'enfant de 1640. Ici on aime bien les mères, pourvu qu'elles soient vierges. À l'emplacement habituel du portrait d'Hendrickje Stoffels, elles marquent un arrêt discret devant le mur blanc où ne reste que le cartel. Rembrandt a disparu, vaincu par Sandrine Maurin née Stievenard. Elles reprennent la marche, elles ne sont plus très loin.

L'infante Marie-Marguerite de Habsbourg n'a pas eu la chance de Dora Maar, elle n'a pas croisé Picasso, elle n'a pas été violentée pour avoir l'honneur d'apparaître sur les toiles du maître *in vivo*. L'infante Marie-Marguerite de Habsbourg aura tout de même la chance de croiser Velásquez, qui la peindra, âgée d'environ quatre ans, dans une robe blanche bouffante, portrait qu'on enverra à Léopold Ier qui doit épouser l'enfant. Catalogue d'exposition. Au moment où Rembrandt peint Hendrickje Stoffels sa nouvelle maîtresse, Velásquez peint *Les Ménines*, avec l'infante Marie-Marguerite de Habsbourg au centre. Trois siècles plus tard, Picasso en proposera cinquante-huit toiles. Une de ces toiles est momentanément exposée au Louvre-Lens, clou du spectacle. Elle montre l'infante Marie-Marguerite de Habsbourg déstructurée, emballée dans une robe paquet-cadeau cubiste, dépouillée de son petit air hautain, dépouillée des reflets blonds de sa chevelure, dépouillée du léger rose colorant ses joues, vidée de son sang, remplacé par du formol, une infante empaillée. Chef-d'œuvre. C'est Picasso. Quel talent.

Viser les yeux. Sur les cadavres, les corneilles commencent toujours par les yeux.

À 16 heures on entonne un chant de supporters dans les tribunes du stade Bollaert. À 16 heures Garance sort son portable, Lucie et Rose sont en place. À 16 heures Léa tape à la porte des Stievenard. À 16 heures Garance hurle dans le musée : « C'est pour Sandrine, et pour toutes les autres », deux coups secs au même moment, à droite pour Lucie, à gauche pour Rose, on n'entend que deux sons, deux trous sur les yeux peints par l'homme, les yeux de celle qu'il possède sans jamais la voir. Elle n'était pas elle. Elle n'était que ce qu'il voulait voir. Le point de vue de l'homme. Elle n'est pas attaquée, au contraire, elle est libérée. Mortes ces représentations, bouffées par les yeux leurs images des femmes, cadavres pourris. Bientôt la vidéo circulera, avec ou sans BFM, le manifeste prendra une autre dimension. Au MET de New York on attaquera un Balthus, au musée Rodin des yeux seront encore crevés, une alerte sera donnée au musée Picasso à Paris, on évacuera, on protégera, on grillagera, on mettra sous cloche. Partout dans le monde, les bien nommés conservateurs seront invités à mettre à l'abri les œuvres « problématiques » selon un terme qui ne tardera pas à s'imposer. *Ils diront qu'on ne peut plus rien dire. Ils diront qu'on ne peut plus rien dire. Ils diront qu'on ne peut plus rien dire. Ils diront qu'on ne peut plus rien dire. Ils diront ça jusqu'à plus de souffle, on ne peut plus rien dire, en espérant épuiser les colères par le silence. On ne peut plus rien dire. Qu'elles la bouclent. On ne peut plus rien dire. Et que rien ne bouge, jamais. On ne peut plus rien dire. Taisez-vous.*

Les gardiens déboulent, marquent un arrêt, le temps de comprendre ce qui se passe, une sirène est déclenchée, les quelques visiteurs s'écartent, Garance poste sa vidéo et range son téléphone, une femme terne lui saute dessus, tente de l'immobiliser mais ses bras glissent sur ce long corps sec, un visiteur filme la scène, les journalistes de BFM ne peuvent pas être partout, d'ailleurs ils entendent l'alarme et les sirènes de police qui arrivent du musée, il se passe quelque chose, ils quittent la rue Jean-Bart, vidée en quelques secondes, morte comme avant, les bruits dans le lointain ne transpercent pas la cloche de verre. La rue Jean-Bart, une toile de Jean-Baptiste Sécheret. Madame Stievenard se plante devant Léa. Non, on ne peut pas voir Sandrine, non, elle n'a pas droit aux visites. Mais Léa a reçu le signal, elle l'entend depuis des jours et elle sait que les mots prononcés par la mère n'ont aucune importance, alors elle se faufile entre le mur et la matonne, elle monte les marches en courant, elle a reçu le signal, il la guide dans la maison, elle sait où aller, elle est chez elle, elle entre dans la petite chambre, Sandrine est à la fenêtre, mais très loin de toute cette agitation, peut-être dans sa clairière. Léa a regardé des vidéos, elle a le fil de chargeur et le trombone, elle s'agenouille devant Sandrine, quelques secondes, le temps de bien réaliser la manipulation, un moment christique, Sandrine surplombe Léa repliée dans son ombre, la lumière mate de l'extérieur se dépose sur une chambre d'adolescente, les deux femmes ne parlent pas, l'une est concentrée, l'autre revient petit à petit d'une rêverie, un léger claquement, le bracelet électronique cède. Viens, on se tire d'ici. *Dégage*. Après l'âge de douze ans, on ne court plus. Ou alors on met une tenue spécialement pour ça, pour bien montrer qu'on est un adulte et que si on court, c'est pour des raisons sérieuses. On met des tenues moulantes, aux couleurs criardes, des vêtements ridicules pour que personne n'ignore que, si on court, ça n'est pas vers l'enfance, c'est vers la performance, la vitesse, l'endurance, le temps mesuré, le temps dompté, le temps ramené à une montre connectée, comparé à d'autres temps, plus ou moins performants, plus ou moins lointains, un record, un temps qui tient sur un poignet. On ne court plus quand on n'est plus enfant. Alors elles courent. Dans les escaliers, tandis que madame Stievenard hurle une phrase qu'elles n'entendent déjà plus, que le chien diabétique attend ses croquettes et que le père Stievenard, sur sa chaise, dans la cuisine, n'a rien compris à ce qui se passait sous son toit, elles courent dans la rue Jean-Bart, vide, comme avant. *Je ne veux pas te voir*. Derrière un de ces bosquets que la mairie entretient avec zèle, parce que les touristes peuvent décider de se perdre aux alentours du musée, on ne sait jamais, Léa sort deux skateboards. Suis-moi, je vais te montrer. Sandrine sait. Plus jeune elle avait aimé glisser sur ces planches, elle était la seule fille du groupe, elle aurait voulu être autre chose qu'une « meuf de skateurs », elle piquait parfois une planche et s'amusait avec, un peu honteuse de ne pas faire les figures compliquées que les mecs exécutaient, parce qu'ils étaient les seuls à vraiment pouvoir passer des journées sur ces planches sans se poser de questions, sans se sentir illégitimes ou grotesques. Même le plus nul d'entre eux. À cette époque elle n'avait pas encore trouvé sa place. Mais là elle pousse, dans le sillage de Léa. Doucement les premiers mètres, le temps que les sensations endormies se réveillent. Le temps de dompter le déséquilibre et de l'utiliser comme un élan. Il faut toute une vie pour ça. Dans la rue Jean-Bart il n'y a bientôt plus rien, que ces lettres alignées face au numéro 33 : TU N'ES PAS SEULE. Elles glissent, côte à côte, dans un éclat de rire invité à cette farce monumentale, et le bitume sous elles semble dire « vous ne m'attraperez jamais », *Say you will never ever catch me no, no, no.*

Bande son

• Keith Jarrett, « Köln, January 24, 1975, Pt. I, Live », *The Köln concert.*
• Kendrick Lamar, Zacari, « LOVE », *DAMN.*
• Jungle Brothers, « Done by the Forces of Nature », *Done by the Forces of Nature.*
• Kendrick Lamar, « I », *To pimp a Butterfly.*
• Bon Iver, « Woods », *Blood Bank.*
• Kendrick Lamar, Ab-Soul, Jay Rock, ScHoolboy Q, Big Sean & Jay Electronica, « Control », *Black Hippy* 2.
• Serge Reggiani, « Le balcon », *Poètes.*
• Kendrick Lamar, « For Sale? (Interlude) » , *To pimp a Butterfly.*
• Carol & Snowy Red, « Breakdown », *The sound of Belgium.*
• Kendrick Lamar, Drake, « Poetic Justice », *Good kid, m.A.A.d city.*
• Kendrick Lamar, « HUMBLE », *DAMN.*
• Flying Lotus, Kendrick Lamar, « Never Catch Me », *You're Dead!*
• Chiens de Paille, « Comme un aimant », *Comme un aimant* (B.O.F.).
• Pau Casals, « El Cant del Ocells », El *Cant del Ocells Pau Casals Íntimo.*
• Lana Del Rey, « Hope is a dangerous thing for a woman like me to have - but I have it », *Norman Fucking Rockwell!*
• Céline Dion, « On ne change pas », *S'il suffisait d'aimer.*
• Siouxsie and the Banshees, « Night Shift », *Juju.*
• Little Simz, « Venom », *GREY Area.*
• Lana Del Rey, « Happiness is a butterfly », *Norman Fucking Rockwell!*
• Leonard Cohen, « Going Home », *Old ideas.*

Le morceau « Jungle Brothers » de Kendrick Lamar n'existe pas ailleurs que dans ces pages.

Traduction

My night shift sisters : mes sœurs de l'équipe de nuit.

The city is the jungle, and we are the brothers :
la ville est la jungle, et nous sommes les frères.

I love myself : Je m'aime.

Free Sandrine : Libérez Sandrine.

*I got love for all but I'm tryna murder you n***, tryna make sure your core fans never heard of you n**** : J'ai de l'amour pour vous tous, mais j'essaierai de vous tuer, n***, j'essaierai de m'assurer que vos plus grands fans n'aient jamais entendu parler de vous, n***.

I didn't wanna self destruct! : Je ne voulais pas m'autodétruire !

Say you will never ever catch me no no no :
Dis-toi que tu ne m'attraperas jamais, non non non.

To forget your eyes : pour oublier tes yeux.

Communication breakdown : communication interrompue.

Votre livre est fabriqué en France sur un papier certifié PEFC,
pour une gestion durable de la forêt.

Ouvrage réalisé par Cédric Cailhol Infographiste
Achevé d'imprimer sur Roto-Page en décembre 2024 par l'Imprimerie Floch à Mayenne

Dépôt légal : mars 2025 – N° d'impression : 106103
ISBN : 978-2-8126-2668-5
Imprimé en France